TOM VELENCIA

Selbsthilfeführer für Gesundheit und Fitness

Ich hoffe, dass Ihnen mein Buch gefällt. Ich würde es sehr begrüßen, wenn Sie auf Amazon gehen und mir eine Bewertung für dieses Buch geben könnten. Ich danke Ihnen sehr. Tom

First edition

TOM VELENCIA

Selbsthilfeführer für Gesundheit und Fitness

Inhaltsverzeichnis Seite

Schlussfolgerung

Umarmung Ihrer Gesundheitsreise Informiert und inspiriert bleiben

Anhänge

Einführung

Gesundheit verstehen

Gesundheit ist nicht nur die Abwesenheit von Krankheit, sondern ein dynamischer Zustand des vollständigen körperlichen, geistigen und sozialen Wohlbefindens. Dieser Leitfaden soll Sie mit dem Wissen und den Werkzeugen ausstatten, die Sie benötigen, um Ihren Weg zur Gesundheit selbst in die Hand zu nehmen.

Die Bedeutung eines ganzheitlichen Ansatzes

Ein integrierter Ansatz für die Gesundheit berücksichtigt den gesamten Menschen. Sie können eine ausgewogene und nachhaltige Gesundheitsroutine schaffen, indem Sie auf körperliche Fitness, Ernährung, geistiges Wohlbefinden und Lebensgewohnheiten achten.

Kapitel 1: Die Grundlagen der Gesundheit Was bedeutet es, gesund zu sein?

Erforschung der verschiedenen Dimensionen der Gesundheit, einschließlich der körperlichen,

EINFÜHRUNG

emotionales, soziales und geistiges Wohlbefinden. Die Verbindung zwischen Geist und Körper

Erfahren Sie, wie sich die geistige Gesundheit auf die körperliche Gesundheit auswirkt und umgekehrt. Entdecken Sie Techniken zur Förderung einer positiven Denkweise.

Realistische Gesundheitsziele setzen

Setzen Sie sich SMART-Ziele (Spezifisch, Messbar, Erreichbar, Relevant, Zeitgebunden), um Ihre Gesundheitsreise zu steuern.

Kapitel 2: Gesunde Ernährung

Verständnis der Makronährstoffe und Mikronährstoffe Makronährstoffe: Kohlenhydrate, Proteine und Fette Mikronährstoffe: Vitamine und Mineralien

Grundlagen der Essensplanung

Erfahren Sie, wie Sie Ihre Mahlzeiten für die Woche unter Berücksichtigung Ihrer Ernährungsbedürfnisse und -vorlieben planen können.

Aufbau eines ausgewogenen Tellers

Entdecken Sie die Grundsätze der Teilchenkontrolle und wie Sie ausgewogene Mahlzeiten zubereiten können.

Gesunde Snacking-Ideen

SELBSTHILFEFÜHRER FÜR GESUNDHEIT UND FITNESS

Nehmen Sie intelligente Snacks mit nahrhaften Optionen zu sich, die Ihr Energieniveau stabil halten.

Die Rolle der Hydratation

Verstehen Sie die Bedeutung von Wasser und wie Sie sicherstellen können, dass Sie ausreichend hydriert sind.

Kapitel 3: Entsaften für die Gesundheit

Vorteile des Entsaften

Diskutieren Sie, wie das Entsaften Ihre Nährstoffaufnahme verbessern und die allgemeine Gesundheit fördern kann.

Unverzichtbare Entsaftungszutaten: Entdecken Sie verschiedene Obst- und Gemüsesorten, die sich hervorragend zum Entsaften eignen.

Rezepte für gesundheitsfördernde Säfte

Grüner Entgiftungssaft: Spinat, Gurke, Apfel, Zitrone, Ingwer Immunstärkender Zitrussaft: Orange, Grapefruit, Zitrone, Kurkuma Entzündungshemmender Rote-Bete-Saft: Rote Beete, Karotte, Apfel, Ingwer

Tipps für den Einstieg in das Entsaften

Praktische Ratschläge, wie Sie den Saft in Ihren Alltag integrieren können.

Kapitel 4: Die entzündungshemmende Ernährung

EINFÜHRUNG

Entzündungen und ihre Auswirkungen verstehen

Erfahren Sie, wie chronische Entzündungen zu verschiedenen Gesundheitsproblemen führen können.

Lebensmittel, die in eine entzündungshemmende Ernährung aufgenommen werden sollten Betonen Sie die Bedeutung von Vollwertkost, gesunden Fetten und Gewürzen wie Kurkuma.

Zu vermeidende Lebensmittel

Finden Sie häufig entzündliche Lebensmittel wie verarbeiteten Zucker und Transfette.

Essensplan für eine Woche entzündungshemmende Ernährung

Ein Beispiel für einen Essensplan, um Ihre entzündungshemmende Reise zu beginnen.

Kapitel 5: Übungen für jedes Niveau

Die Bedeutung von regelmäßiger Bewegung

Diskutieren Sie die körperlichen und geistigen Vorteile einer aktiven Lebensweise.

Arten von Übungen

Kardiovaskulär: Laufen, Radfahren, Schwimmen
Krafttraining: Gewichtheben, Körpergewichtsübungen Beweglichkeit und Gleichgewicht: Yoga, Pilates
Eine ausgewogene Workout-Routine erstellen
Lernen Sie, wie Sie verschiedene Arten von Übungen für die

SELBSTHILFEFÜHRER FÜR GESUNDHEIT UND FITNESS

beste Gesundheit.

Wöchentliche Muster-Trainingspläne

Beispiele für Trainingspläne für Anfänger, Fortgeschrittene und Profis.

Kapitel 6: Fett verlieren und Kraft aufbauen

Verständnis der Körperzusammensetzung

Erläutern Sie den Unterschied zwischen Gewicht und Körperzusammensetzung.

Die Rolle des Krafttrainings beim Fettabbau

Erfahren Sie, wie Muskelaufbau den Fettabbau fördern kann.

Effektive Strategien zum Fettabbau

HIIT-Workouts: Zeitsparend und effektiv
   Techniken des Widerstandstrainings: Progressive Überlastungsprinzipien

Fortschritte verfolgen und motiviert bleiben

Tipps zur Überprüfung Ihrer Fortschritte und zur Erhaltung Ihrer Motivation.

Kapitel 7: Achtsamkeit und Stressmanagement

Die Auswirkungen von Stress auf die Gesundheit

Verstehen, wie sich Stress auf die geistige und körperliche Gesundheit auswirken kann.

Achtsamkeitstechniken für das tägliche Leben

Sie können Achtsamkeitspraktiken in Ihren Alltag einbauen
  Routine.

EINFÜHRUNG

Atemübungen und Meditation

Einfache Techniken zum Stressabbau und zur Verbesserung der Konzentration.

Das Gleichgewicht in einer hektischen Welt finden

Strategien zur Erhaltung der Gesundheit in einem hektischen Lebensstil.

Kapitel 8: Aufbau gesunder Gewohnheiten

Die Wissenschaft der Gewohnheitsbildung

Erfahren Sie, wie Gewohnheiten entstehen und wie Sie dauerhafte Veränderungen erreichen können.

Tipps für dauerhafte Veränderungen

Praktische Schritte, um gesunde Gewohnheiten in Ihr Leben zu integrieren.

Überwindung von Hindernissen und Rückschlägen

Strategien zur Bewältigung von Herausforderungen und um auf dem richtigen Weg zu bleiben.

Feiern Sie Ihren Fortschritt

Erkennen Sie Ihre Leistungen an und belohnen Sie sie, auch wenn sie noch so klein sind.

Kapitel 9: Das Ganze zusammenfügen

Erstellen Sie Ihren persönlichen Gesundheitsplan

Ein schrittweiser Leitfaden für die Gestaltung Ihres Gesundheitsplans auf der Grundlage Ihrer Ziele.

Festlegung von Zielen und Meilensteinen

SELBSTHILFEFÜHRER FÜR GESUNDHEIT UND FITNESS

Lernen Sie, wie Sie sich kurz- und langfristige Ziele für eine kontinuierliche Verbesserung setzen können.

Die Bedeutung von Gemeinschaft und Unterstützung

Entdecken Sie die Vorteile eines Unterstützungssystems auf Ihrem Weg zur Gesundheit.

Kontinuierliches Lernen und Anpassung

Bleiben Sie auf dem Laufenden und seien Sie bereit, Ihren Gesundheitsplan bei Bedarf anzupassen.

Schlussfolgerung

Umarmung Ihrer Gesundheitsreise
Ein letzter Hinweis auf die Bedeutung von Engagement und Selbstliebe auf Ihrem Weg zur Gesundheit.

Informiert und inspiriert bleiben

Wir möchten Sie ermutigen, zusätzliche Informationen und Ressourcen zu suchen, um Ihre
Wachstum.

Anhänge

Ressourcen für weitere Lektüre
  Eine kuratierte Liste von Büchern, Websites und Artikeln zu Gesundheit und Wellness.

Muster-Einkaufsliste

Eine praktische Einkaufsliste, die Ihnen hilft, Ihre Küche mit gesunden Lebensmitteln zu füllen.

EINFÜHRUNG

Übungsglossar

Definitionen von Standardbegriffen und -konzepten für Übungen.

Saft-Rezept-Index

Ein Index aller Saftrezepte ist im Buch enthalten und erleichtert das Nachschlagen.

Kapitel 1

Die Grundlagen der Gesundheit

Was bedeutet es, gesund zu sein?

Gesundheit wird oft einfach als die Abwesenheit von Krankheit definiert; diese enge Sichtweise übersieht jedoch die Komplexität von echter Gesundheit. Gesundheit umfasst das körperliche, geistige, emotionale und soziale Wohlbefinden. Ein ganzheitliches Verständnis von Gesundheit erkennt an, dass diese Dimensionen miteinander verknüpft sind und sich gegenseitig beeinflussen.

1. Körperliche Gesundheit: Dies bezieht sich auf den Zustand Ihres Körpers und seine Fähigkeit, tägliche Aktivitäten auszuführen. Dazu gehören Faktoren wie Fitness, Ernährung und das Vorhan-

densein chronischer Krankheiten. Zur körperlichen Gesundheit gehören regelmäßige Bewegung, eine ausgewogene Ernährung, ausreichend Schlaf und Routineuntersuchungen.

2. Psychische Gesundheit: Die psychische Gesundheit ist ebenso wichtig und umfasst emotionales Wohlbefinden, Stressbewältigung und die Bewältigung der Herausforderungen des Lebens. Sie spiegelt wider, wie wir denken und fühlen,

KAPITEL 1

und handeln. Eine gute psychische Gesundheit verbessert unsere Fähigkeit, das Leben zu genießen und mit Stress umzugehen.

1. Emotionale Gesundheit: Dieser Aspekt konzentriert sich auf das Verständnis und den Umgang mit Emotionen. Emotionale Gesundheit ermöglicht es Ihnen, Gefühle angemessen auszudrücken, Stress zu bewältigen und gesunde Beziehungen aufzubauen. Es geht darum, sich positiv und begeistert vom Leben zu fühlen.

2. Soziale Gesundheit: Soziale Verbindungen und Beziehungen zu anderen Menschen haben einen erheblichen Einfluss auf die allgemeine Gesundheit. Zur sozialen Gesundheit gehören solide und unterstützende Beziehungen, die Teilnahme an sozialen Aktivitäten und das Gefühl, mit einer Gemeinschaft verbunden zu sein.

Das Verständnis von Gesundheit als einem vielschichtigen Konzept hilft Ihnen zu erkennen, dass Verbesserungen in einem Bereich zu Verbesserungen in anderen Bereichen führen können. Regelmäßige körperliche Betätigung kann beispielsweise die Stimmung heben und die geistige Gesundheit verbessern, während ein unterstützendes soziales Netz Sie zu einem gesunden Lebensstil motivieren kann.

Die Verbindung zwischen Geist und Körper

Die Verbindung zwischen Geist und Körper ist eine starke und komplexe Beziehung, die die allgemeine Gesundheit beeinflusst. Diese Verbindung legt nahe, dass unsere Gedanken, Gefühle, Überzeugungen und Einstellungen die körperliche Gesundheit beeinflussen können.

1. Stress und körperliche Gesundheit: Chronischer Stress wird mit verschiedenen Gesundheitsproblemen in Verbindung gebracht, darunter Herzerkrankungen, Fettleibigkeit, Diabetes und Autoimmunerkrankungen. Wenn Sie verstehen, wie Stress Ihren Körper verändert, können Sie wirksame Bewältigungsstrategien entwickeln.
2. Die Macht des positiven Denkens: Die Forschung hat gezeigt

SELBSTHILFEFÜHRER FÜR GESUNDHEIT UND FITNESS

dass eine positive Lebenseinstellung zu besseren Gesundheitsergebnissen führen kann. Positives Denken kann Ihr Immunsystem stärken, Entzündungen verringern und Ihre Lebensqualität insgesamt verbessern.

1. Achtsamkeit und Heilung: Achtsamkeit, Meditation und Yoga können Entspannung und Stressabbau fördern. Diese Praktiken helfen Ihnen, sich Ihrer Gedanken und Gefühle bewusster zu werden, so dass Sie auf Herausforderungen mit größerer Widerstandsfähigkeit reagieren können.

2. Emotionen ausdrücken: Die Unterdrückung von Emotionen kann sich negativ auf Ihre körperliche Gesundheit auswirken. Ein angemessener Ausdruck von Emotionen und die Suche nach Unterstützung können das geistige und körperliche Wohlbefinden verbessern.

Realistische Gesundheitsziele setzen

Das Setzen von Zielen ist ein wichtiger Schritt auf dem Weg zu Ihrer Gesundheit. Es ist jedoch wichtig, realistische, erreichbare Ziele zu setzen, um die Motivation und den Erfolg zu fördern. Hier sind einige Strategien, die Ihnen helfen, Ihre Gesundheitsziele zu setzen und zu erreichen:

1. SMART-Ziele: Verwenden Sie die SMART-Kriterien, um Ihre Ziele festzulegen:

Spezifisch: Können Sie klar definieren, was Sie erreichen wollen? Anstatt zu sagen: "Ich möchte fit werden", sagen Sie: "Ich möchte fünfmal pro

Woche 30 Minuten lang Sport treiben".

Messbar: Legen Sie fest, wie Sie Ihre Fortschritte messen wollen. Halten Sie Ihre Trainingseinheiten in einem Tagebuch fest oder verwenden Sie eine Fitness-App.

Erreichbar: Aufgrund Ihrer derzeitigen Situation und Ressourcen,

achten Sie bitte darauf, dass Ihre Ziele erreichbar sind. Wenn Sie neu im Sport sind, beginnen Sie mit kürzeren Trainingseinheiten und steigern Sie allmählich Dauer und Intensität.

Relevant: Wählen Sie Ziele, die für Sie von Bedeutung sind und mit Ihrer Gesundheitsvision übereinstimmen. Wenn die Verbesserung der kardiovaskulären Gesundheit wichtig ist, konzentrieren Sie sich auf Aktivitäten, die die Herzgesundheit fördern.

Zeitgebunden: Setzen Sie sich eine Frist für Ihre Ziele. Das schafft ein Gefühl der Dringlichkeit und hilft Ihnen, verantwortlich zu bleiben. Zum Beispiel: "Ich werde in drei Monaten einen 5-Kilometer-Lauf absolvieren".

1. Gliedern Sie sie: Große Ziele können überwältigend wirken. Teilen Sie sie in kleinere, überschaubare Aufgaben auf, die Sie täglich oder wöchentlich erledigen können.

1. Seien Sie flexibel: Das Leben kann unvorhersehbar sein. Seien Sie bereit, Ihre Ziele bei Bedarf anzupassen. Wenn Sie auf Hindernisse stoßen, sollten Sie Ihren Plan überdenken und ändern, anstatt ganz aufzugeben.

1. Feiern Sie Errungenschaften: Erkennen Sie Ihre Fortschritte auf dem Weg dorthin an. Das Feiern von kleinen Erfolgen steigert die Motivation und verstärkt positive Verhaltensänderungen.

1. Suchen Sie Unterstützung: Wenn Sie Ihre Ziele mit Freunden, der Familie oder einem Gesundheitscoach besprechen, können Sie Ermutigung und Verantwortung übernehmen. Sie können sich Gruppen oder Gemeinschaften mit ähnlichen Gesundheitsinter essen anschließen, um zusätzliche Unterstützung zu erhalten.

Schlussfolgerung

SELBSTHILFEFÜHRER FÜR GESUNDHEIT UND FITNESS

Dieses Kapitel zeigt, dass Gesundheit ein vielschichtiges Konzept ist, das körperliches, geistiges, emotionales und soziales Wohlbefinden umfasst. Die Verbindung zwischen Geist und Körper ist für die allgemeine Gesundheit von entscheidender Bedeutung, wobei der Umgang mit Stress und die Förderung positiver Gedanken im Vordergrund stehen. Die Festlegung realistischer und erreichbarer Gesundheitsziele anhand der SMART- Kriterien wird Sie zu einer besseren Gesundheit führen.

Wenn Sie das nächste Kapitel in Angriff nehmen, denken Sie daran, dass das Verständnis der Grundlagen der Gesundheit der erste Schritt zu einem erfüllten und ausgewogenen Leben ist. Freuen Sie sich auf die bevorstehende Reise und erkennen Sie, dass jeder kleine Schritt zu Ihrem Wohlbefinden beiträgt.

Kapitel 2

Gesundes Essen

Eine gesunde Ernährung ist ein Eckpfeiler der allgemeinen Gesundheit und des Wohlbefindens. Sie versorgt unseren Körper mit Energie, fördert die geistige Gesundheit und spielt eine entscheidende Rolle bei der Krankheitsvorbeugung. In diesem Kapitel werden die Grundlagen einer gesunden Ernährung erörtert, einschließlich des Verständnisses von Makro- und Mikronährstoffen, der Planung von Mahlzeiten, der Zusammenstellung einer ausgewogenen Ernährung und intelligentem Naschen.

Verständnis von Makronährstoffen und Mikronährstoffen

Um sich gesund zu ernähren, ist es wichtig, die verschiedenen Nährstoffe zu kennen, die unser Körper braucht. Nährstoffe können in zwei Hauptgruppen eingeteilt werden: Makronährstoffe und Mikronährstoffe.

Makronährstoffe

Makronährstoffe sind die in größeren Mengen benötigten Nährstoffe, die Energie liefern und die Körperfunktionen unterstützen. Sie

SELBSTHILFEFÜHRER FÜR GESUNDHEIT UND FITNESS

umfassen:

1. Kohlenhydrate: Kohlenhydrate sind die Hauptenergiequelle des Körpers. Sie lassen sich in einfache Kohlenhydrate (Zucker) und komplexe Kohlenhydrate (Stärke und Ballaststoffe) unterteilen. Achten Sie auf den Verzehr von Vollkornprodukten, Obst, Gemüse und Hülsenfrüchten, die Energie, Ballaststoffe und wichtige Nährstoffe liefern.

Quellen: Brauner Reis, Quinoa, Vollkornbrot, Hafer, Obst, Gemüse und Hülsenfrüchte.

1. Proteine: Proteine sind wichtig für den Aufbau und die Reparatur von Gewebe, die Herstellung von Enzymen und Hormonen und die Unterstützung der Immunfunktion. Sie bestehen aus essentiellen Aminosäuren, von denen einige über die Nahrung aufgenommen werden müssen.

Quellen: Mageres Fleisch, Geflügel, Fisch, Eier, Milchprodukte, Hülsenfrüchte, Nüsse und Samen.

1. Fette: Fette sind eine konzentrierte Energiequelle und wichtig für die Aufnahme fettlöslicher Vitamine (A, D, E und K). Konzentrieren Sie sich auf gesunde Fette, wie einfach und mehrfach ungesättigte Fette, und begrenzen Sie gesättigte und Transfette.

Quellen: Avocados, Olivenöl, Nüsse, Samen, fetter Fisch und Nussbutter.

Mikronährstoffe

Mikronährstoffe sind Vitamine und Mineralstoffe, die in geringeren Mengen benötigt werden, aber für verschiedene Körperfunktionen entscheidend sind. Sie unterstützen u. a. die Immunfunktion, die Energieproduktion und die Knochengesundheit.

1. Vitamine: Diese organischen Verbindungen sind für verschiedene Stoffwechselvorgänge unerlässlich. Jedes Vitamin hat spezifische Funktionen, und ein Mangel kann zu gesundheitlichen Problemen führen.

- Beispiele: Vitamin C (Gesundheit des Immunsystems), B-Vitamine (Energiestoffwechsel) und Vitamin D (Knochengesundheit).

KAPITEL 2

1. Mineralien: Diese anorganischen Elemente sind für die Muskelkon-
   traktion, die Nervenübertragung und den Flüssigkeitshaushalt
   unerlässlich.

- Beispiele: Kalzium (Knochengesundheit), Eisen (Sauerstofftransport)
und Magnesium (Muskelfunktion).

Gleichgewicht zwischen Makronährstoffen und Mikronährstoffen

Eine ausgewogene Ernährung umfasst eine Vielzahl von Lebensmitteln,
die die notwendigen Makro- und Mikronährstoffe liefern. Achten Sie
auf einen bunten Teller mit verschiedenen Lebensmittelgruppen, um
sicherzustellen, dass Sie ein breites Spektrum an Nährstoffen erhalten.

Grundlagen der Essensplanung

Mit einer effektiven Essensplanung können Sie sich gesund ernähren,
Zeit sparen und Lebensmittelabfälle vermeiden. Hier sind einige Schritte,
die Ihnen den Einstieg erleichtern:

1. Beurteilen Sie Ihre Bedürfnisse: Berücksichtigen Sie Ihre diätetis-
   chen Vorlieben, Ernährungsbedürfnisse und Ziele. Wollen Sie
   abnehmen, Muskeln aufbauen oder Ihre Gesundheit erhalten?

2. Erstellen Sie einen Wochenplan: Nehmen Sie sich Zeit, um Ihre Mahlzeiten zu planen. Berücksichtigen Sie Frühstück, Mittagessen, Abendessen und Zwischenmahlzeiten. Achten Sie auf eine Mischung von Lebensmitteln aus allen Lebensmittelgruppen.

3 Erstellen Sie eine Einkaufsliste: Erstellen Sie eine Einkaufsliste auf der Grundlage Ihres Essensplans. Halten Sie sich an die Liste, um Impulskäufe von ungesunden Lebensmitteln zu vermeiden.

1. Im Voraus vorbereiten: Bereiten Sie Mahlzeiten oder Zutaten im Voraus vor. Wenn Sie Mahlzeiten auf Vorrat kochen und portionieren, fällt es Ihnen leichter, Ihren Plan auch an stressigen Tagen einzuhalten.

SELBSTHILFEFÜHRER FÜR GESUNDHEIT UND FITNESS

1. Flexibel bleiben: Das Leben kann unberechenbar sein. Seien Sie bereit, Ihren Speiseplan nach Bedarf anzupassen. Wenn Sie Reste haben, können Sie diese in Ihre nächste Mahlzeit einbauen.

Aufbau eines ausgewogenen Tellers

Bei der Zusammenstellung ausgewogener Mahlzeiten kann das Konzept des "ausgewogenen Tellers" als hilfreiche Richtschnur dienen. Hier erfahren Sie, wie Sie einen gesunden Teller zusammenstellen:

1. Füllen Sie die Hälfte Ihres Tellers mit Obst und Gemüse. Achten Sie auf sortierte Farben und Sorten. Frisches, gefrorenes oder konserviertes Obst und Gemüse (ohne Zucker- oder Salzzusatz) sind eine gute Wahl.
2. Fügen Sie magere Proteine hinzu: Füllen Sie ein Viertel Ihres Tellers mit mageren Eiweißquellen. Dazu können Huhn, Pute, Fisch, Bohnen, Linsen oder Tofu gehören.
3. Fügen Sie Vollkornprodukte hinzu: Das restliche Viertel des Tellers sollte aus Vollkornprodukten bestehen. Achten Sie auf Optionen wie braunen Reis, Quinoa oder Vollkornnudeln.
4. Gesunde Fette: Nehmen Sie gesunde Fette in Maßen zu sich. Das kann ein Spritzer Olivenöl auf Ihrem Salat sein, eine Handvoll Nüsse oder Avocadoscheiben.
5. Bleiben Sie hydriert: Vergessen Sie die Flüssigkeitszufuhr nicht. Achten Sie darauf, den ganzen Tag über Wasser zu trinken, und probieren Sie zur Abwechslung Kräutertees oder Wasser mit Aufguss.

Gesunde Snacking-Ideen

Naschen kann eine hervorragende Möglichkeit sein, das Energieniveau zu halten und den Hunger in Schach zu halten. Es ist jedoch wichtig, dass Sie gesunde Optionen wählen. Hier sind einige nahrhafte Snack-Ideen:

KAPITEL 2

1. Obst: Frisches Obst wie Äpfel, Bananen, Beeren und Orangen sind eine gute Wahl. Kombinieren Sie sie mit Nussbutter für zusätzliche Proteine und gesunde Fette.
2. Gemüse und Dip: Karottenstifte, Gurkenscheiben und Paprikastreifen können mit Hummus, Guacamole oder Joghurt-Dips kombiniert werden.
3. Nüsse und Samen: Eine kleine Handvoll gemischter Nüsse oder Samen kann gesunde Fette und Proteine liefern. Achten Sie auf die Portionsgröße, da sie sehr kalorienreich sind.
4. Griechischer Joghurt: Dieser proteinreiche Snack kann pur genossen werden oder mit frischem Obst, Honig oder Müsli verfeinert werden, um den Geschmack zu verbessern.
5. Vollkorn-Snacks: Suchen Sie nach Vollkorncrackern oder Reiskuchen, die mit Käse, Nussbutter oder Avocado kombiniert werden können.
6. Smoothies: Mixen Sie Ihr Lieblingsobst und -gemüse mit Joghurt oder Milch für einen nährstoffreichen Snack. Fügen Sie Spinat oder Grünkohl für einen zusätzlichen Schub hinzu.

Schlussfolgerung

Eine gesunde Ernährung ist ein grundlegender Aspekt des allgemeinen Wohlbefindens. Wenn Sie Makro- und Mikronährstoffe kennen, Ihre Mahlzeiten planen, ausgewogene Teller zusammenstellen und nahrhafte Zwischenmahlzeiten wählen, können Sie wichtige Schritte zur Verbesserung Ihrer Gesundheit unternehmen.

Im nächsten Kapitel werden wir in die Welt der Entsaftung eintauchen und erkunden, wie sie Ihre Ernährung verbessern und Ihre Gesundheitsziele unterstützen kann. Denken Sie daran, dass es bei einer gesunden Ernährung nicht um strenge Diäten oder Entbehrungen geht, sondern darum, verschiedene Lebensmittel zu integrieren, die

SELBSTHILFEFÜHRER FÜR GESUNDHEIT UND FITNESS

Ihren Körper nähren und Ihnen ein gutes Gefühl geben. Fangen Sie klein an und nehmen Sie nachhaltige Veränderungen für sich selbst vor.

Kapitel 3

Entsaften für die Gesundheit

Das Entsaften hat an Beliebtheit gewonnen, da es eine bequeme Möglichkeit darstellt, die Aufnahme von Obst und Gemüse zu erhöhen, den Nährstoffgehalt zu steigern und die allgemeine Gesundheit zu fördern. Dieses Kapitel befasst sich mit den Vorteilen des Entsaften und den wichtigsten Zutaten für das Entsaften und bietet köstliche, gesundheitsfördernde Saftrezepte.

Vorteile des Entsaften

Entsaften kann zahlreiche gesundheitliche Vorteile bieten, wenn es in eine ausgewogene Ernährung integriert wird:

1. **Nährstoffschub**: Durch Entsaften können Sie eine konzentrierte Quelle von Vitaminen, Mineralien und Antioxidantien in Obst und Gemüse zu sich nehmen. Dies kann besonders vorteilhaft sein, wenn Sie Hilfe brauchen, um Ihren täglichen Bedarf an diesen Lebensmitteln zu decken.
2. **Gesundheit der Verdauung**: Frische Säfte sind reich an Enzymen und

SELBSTHILFEFÜHRER FÜR GESUNDHEIT UND FITNESS

Ballaststoffe (wenn Fruchtfleisch enthalten ist), die die Verdauung fördern und die Darmgesundheit verbessern. Bestimmte Säfte, vor allem solche mit hohem Ballaststoffgehalt, können einen regelmäßigen Stuhlgang fördern.

1. **Flüssigkeitszufuhr**: Säfte tragen zur täglichen Flüssigkeitszufuhr bei und halten Sie hydriert. Eine ausreichende Flüssigkeitszufuhr ist wichtig für die allgemeine Gesundheit, das Energieniveau und die Hautgesundheit.
2. **Entgiftung**: Viele Menschen nutzen das Entsaften als Teil eines Entgiftungsprogramms. Der Körper verfügt zwar über natürliche

Entgiftungssysteme (vor allem die Leber und die Nieren), aber das Entsaften kann diese Prozesse unterstützen, indem es Nährstoffe liefert, die bei der Ausscheidung von Giftstoffen helfen.

3. **Gewichtsmanagement**: Entsaften kann eine kalorienarme, nährstoffreiche Wahl für diejenigen sein, die abnehmen oder ein gesundes Gewicht halten wollen. Ein ausgewogenes Verhältnis zwischen Säften und Vollwertkost ist jedoch wichtig, um eine ausreichende Versorgung mit Proteinen und gesunden Fetten zu gewährleisten.

4. **Gesteigerte Energie**: Viele Menschen fühlen sich energiegeladen, nachdem sie frische Säfte in ihre Ernährung aufgenommen haben. Dies kann auf den Reichtum an Vitaminen und Mineralien zurückzuführen sein, die die Energieproduktion im Körper unterstützen.

Wesentliche Entsaftungszutaten

Beim Entsaften sind nicht alle Obst- und Gemüsesorten gleich. Hier sind einige wichtige Zutaten, die Sie in Ihre Säfte geben sollten, um die besten gesundheitlichen Vorteile zu erzielen:

1. Grünes Blattgemüse: Spinat, Grünkohl und Mangold sind wahre Kraftpakete an Nährstoffen, vollgepackt mit den Vitaminen A, C und K sowie essentiellen

KAPITEL 3

Mineralien wie Kalzium und Magnesium. Außerdem enthalten sie Chlorophyll, das bei der Entgiftung helfen kann.

1. Früchte: Obst wie Äpfel, Orangen, Ananas und Beeren liefern natürliche Süße und eine Fülle von Vitaminen und Antioxidantien. Wählen Sie, wenn möglich, Bio-Obst, um die Belastung mit Pestiziden zu reduzieren.

2. Wurzeln und Knollen: Rote Bete, Karotten und Ingwer sind hervorragende Ergänzungen. Rote Bete ist für ihren hohen Nitratgehalt bekannt, der die Durchblutung und die sportliche Leistung verbessern kann, während Ingwer die Verdauung fördern kann und entzündungshemmende Eigenschaften hat.

3. Zitrusfrüchte: Zitronen und Limetten verbessern den Geschmack und sind reich an Vitamin C, das die Immunfunktion und die Gesundheit der Haut unterstützt.

4. Kräuter: Frische Kräuter wie Petersilie, Koriander und Minze verleihen einen erfrischenden Geschmack und liefern gleichzeitig weitere Nährstoffe und Antioxidantien.

5. Gewürze: Kurkuma und Zimt können wegen ihrer entzündungshemmenden und antioxidativen Eigenschaften hinzugefügt werden. Kurkuma enthält Curcumin, eine Verbindung, die für ihren gesundheitlichen Nutzen bekannt ist.

Rezepte für gesundheitsfördernde Säfte

Nachdem Sie nun die Vorteile des Entsaftens und die zu verwendenden Zutaten kennen, finden Sie hier einige köstliche Saftrezepte, die Ihnen den Einstieg erleichtern:

Grüner Entgiftungssaft

Zutaten:

2 Tassen Spinat Eine Salatgurke Ein grüner Apfel

SELBSTHILFEFÜHRER FÜR GESUNDHEIT UND FITNESS

Eine Zitrone (geschält)

1-Zoll-Stück Ingwer (geschält) Wasser (optional zum Verdünnen)

Anweisungen:

1. Alle Zutaten gründlich waschen.
2. Schneiden Sie die Gurke und den Apfel in kleinere Stücke, die in Ihren Entsafter passen.
3. Alle Zutaten zusammen entsaften.
4. Wenn der Saft zu dickflüssig ist, fügen Sie Wasser hinzu, bis die gewünschte Konsistenz erreicht ist. Sofort servieren.

Immunstärkender Zitrussaft

Zutaten:

Zwei Orangen (geschält) Eine Grapefruit (geschält) Eine Zitrone (geschält)

Ein Esslöffel Honig (optional)

Eine Prise Cayennepfeffer (optional, für einen Kick)

Anweisungen:

1. Die Orangen, die Grapefruit und die Zitrone schälen und in Scheiben schneiden.
2. Alle Zitrusfrüchte zusammen entsaften.
3. Nach Belieben Honig und Cayennepfeffer einrühren.
4. Gekühlt oder auf Eis servieren.

Entzündungshemmender Rote Bete-Saft Zutaten:

Eine mittelgroße Rübe (geschält und in Stücke geschnitten)

KAPITEL 3

Zwei Karotten (geschält und gewürfelt) Ein Apfel (entkernt und gewürfelt)

1-Zoll-Stück Ingwer (geschält) Eine Zitrone (geschält)

Anweisungen:

1. Bereiten Sie alle Zutaten vor, indem Sie sie waschen, schälen und nach Bedarfzerkleinern.
2. Rote Bete, Karotten, Apfel, Ingwer und Zitrone gemeinsam entsaften.
3. Gut mischen und sofort servieren.

Erfrischender Wassermelonen-Minz-Saft

Zutaten:

4 Tassen Wassermelone ohne Kerne (gewürfelt) Eine Handvoll frischer Minzblätter

Saft von 1 Limette

Anweisungen:

1. Die Wassermelonenwürfel pürieren, bis sie glatt sind.

2. Den Saft durch ein feinmaschiges Sieb oder ein Seihtuch abseihen, um das Fruchtfleisch zu entfernen (falls gewünscht).

3. Limettensaft unterrühren und mit Minzblättern garnieren. Gekühlt servieren.

Tropischer grüner Saft

Zutaten:

1 Tasse Grünkohl (ohne Stiele) 1 Tasse Ananas (gewürfelt) 1/2 Gurke

SELBSTHILFEFÜHRER FÜR GESUNDHEIT UND FITNESS

Eine Limette (geschält)
1 Tasse Kokosnusswasser (wahlweise)

Anweisungen:

1. Bereiten Sie alle Zutaten vor, indem Sie sie waschen und nach Bedarf zerkleinern.

2. Den Grünkohl, die Ananas, die Gurke und die Limette zusammen entsaften.

3. Für eine tropische Note Kokosnusswasser untermischen. Sofort servieren.

Tipps für den Einstieg in das Entsaften

1. Investieren Sie in einen guten Entsafter: Ein hochwertiger Entsafter erleichtert den Prozess und verbessert die Qualität Ihres Saftes. Ziehen Sie einen Kau-Entsafter in Betracht, um die Nährstoffe besser zu extrahieren.

2. Beginnen Sie langsam: Wenn Sie neu im Entsaften sind, nehmen Sie einen Saft täglich in Ihre Routine auf. Steigern Sie die Häufigkeit allmählich, wenn Sie sich daran gewöhnt haben.

3. Verwenden Sie frische Zutaten: Entscheiden Sie sich nach Möglichkeit für frische, biologische Produkte. Je frischer die Zutaten sind, desto mehr Nährstoffe bleiben im Saft erhalten.

4. Experimentieren Sie mit Geschmacksrichtungen: Scheuen Sie sich nicht, verschiedene Obst- und Gemüsesorten zu mischen, um Kombinationen zu finden, die Ihnen gefallen. Entsaften ist eine wunderbare Möglichkeit, in der Küche kreativ zu sein.

5. Unmittelbar trinken: Frischer Saft sollte am besten sofort nach dem Entsaften getrunken werden, damit die Nährstoffe optimal erhalten bleiben. Wenn Sie ihn aufbewahren müssen, verwenden Sie einen luftdichten Behälter und verbrauchen Sie ihn innerhalb von 24 Stunden.

6. Zellstoff einarbeiten: Werfen Sie das Fruchtfleisch nicht weg! Für zusätzliche Ballast- und Nährstoffe können Sie es in Smoothies, Suppen oder Backwaren verwenden.

7. Balancieren Sie Ihre Ernährung aus: Entsaften ist zwar eine fantastische Möglichkeit, die

KAPITEL 3

Um die Nährstoffaufnahme zu erhöhen, sollte es eine Ernährung ergänzen, die reich an Vollwertkost ist, einschließlich Proteinen, gesunden Fetten und Vollkornprodukten.

Schlussfolgerung

Entsaften kann ein wertvoller Beitrag zu Ihrer Gesundheit sein, denn es bietet eine bequeme Möglichkeit, den Verzehr von Obst und Gemüse zu steigern und gleichzeitig von verschiedenen gesundheitlichen Vorteilen zu profitieren. Mit einer breiten Palette von Zutaten und unzähligen Geschmackskombinationen können Sie köstliche Säfte herstellen, die Ihre Gesundheitsziele unterstützen.

Wenn Sie die Welt der Entsaftung erkunden, denken Sie daran, sie in eine ausgewogene Ernährung und Lebensweise einzubinden. Im nächsten Kapitel werden wir uns mit den Grundsätzen einer entzündungshemmenden Ernährung befassen und erkunden, wie bestimmte Lebensmittel dazu beitragen können, Entzündungen zu reduzieren und das allgemeine Wohlbefinden zu fördern. Lassen Sie sich von den leuchtenden Farben und Aromen frischer Säfte begeistern und genießen Sie die nahrhaften Vorteile, die sie Ihrem Leben bringen!

Kapitel 4

Die entzündungshemmende Diät

Chronische Entzündungen werden zunehmend als bedeutender Faktor für verschiedene Gesundheitszustände erkannt, darunter Herzkrankheiten, Diabetes, Arthritis und bestimmte Krebsarten. Bei einer entzündungshemmenden Ernährung liegt der Schwerpunkt auf Lebensmitteln, die zur Verringerung der Entzündung beitragen und die allgemeine Gesundheit fördern. In diesem Kapitel befassen wir uns mit dem Konzept der Entzündung, mit Lebensmitteln, die man einbeziehen und meiden sollte, und stellen einen Beispiel-Essensplan vor, der Sie bei der Umsetzung einer entzündungshemmenden Ernährung unterstützt.

Entzündungen und ihre Auswirkungen verstehen Was ist eine Entzündung?

Entzündungen sind eine natürliche Reaktion des körpereigenen Immunsystems auf Verletzungen oder Infektionen. Sie ist ein Schutzmechanismus, der dem Körper hilft, zu heilen und Krankheitserreger zu bekämpfen. Wenn eine Entzündung jedoch chronisch wird, kann sie zu zahlreichen gesundheitlichen Problemen führen

KAPITEL 4

Probleme. Chronische Entzündungen können durch verschiedene Faktoren ausgelöst werden, z. B. durch falsche Ernährung, Stress, Bewegungsmangel und die Belastung durch Umweltgifte.

Die Auswirkungen einer chronischen Entzündung

Chronische Entzündungen können zu einer Reihe von Gesundheitsproblemen beitragen, unter anderem:

1. Herzkrankheiten: Entzündungen können zu Plaqueablagerungen in den Arterien führen, was das Risiko von Herzinfarkten und Schlaganfällen erhöht.
2. Diabetes: Chronische Entzündungen werden mit Insulinresistenz in Verbindung gebracht, einem Schlüsselfaktor für die Entwicklung von Typ-2-Diabetes.

3. Arthritis: Entzündliche Erkrankungen wie rheumatoide Arthritis können zu Gelenkschmerzen, Schwellungen und Steifheit führen.

4. Krebs: Einige Studien deuten darauf hin, dass chronische Entzündungen eine Rolle bei der Entstehung bestimmter Krebsarten spielen können.

5. Autoimmunkrankheiten: Entzündungen können Immunreaktionen auslösen, die fälschlicherweise gesundes Gewebe angreifen und zu Autoimmunkrankheiten führen.

Lebensmittel, die in eine entzündungshemmende Ernährung aufgenommen werden sollten

Die entzündungshemmende Ernährung konzentriert sich auf vollwertige, nährstoffreiche Lebensmittel, die wichtige Vitamine, Mineralien und Antioxidantien enthalten. Hier sind die wichtigsten Lebensmittelgruppen, die enthalten sein sollten:

1. Obst und Gemüse

Obst und Gemüse sind reich an Vitaminen, Mineralien, Ballaststoffen und Antioxidantien, die zur Bekämpfung von Entzündungen beitragen. Achten Sie auf eine Vielzahl von Farben, um die Nährstoffaufnahme zu maximieren.

Beeren: Heidelbeeren, Erdbeeren und Brombeeren sind

SELBSTHILFEFÜHRER FÜR GESUNDHEIT UND FITNESS

reich an Antioxidantien, den so genannten Anthocyanen, die entzündungshemmende Eigenschaften haben.

Grünes Blattgemüse: Spinat, Grünkohl und Mangold sind reich an den Vitaminen A, C und K sowie an entzündungshemmenden Verbindungen. Kreuzblütler-Gemüse: Brokkoli, Blumenkohl und Rosenkohl enthalten Sulforaphan, das nachweislich die Entzündungsgefahr verringert. Entzündung.

1. Gesunde Fette

Gesunde Fette spielen eine entscheidende Rolle bei der Verringerung von Entzündungen. Konzentrieren Sie sich auf Quellen von Omega-3-Fettsäuren und einfach ungesättigten Fetten.

Fetter Fisch: Lachs, Makrele, Sardinen und Forelle sind reich an Omega-3-Fettsäuren, die nachweislich entzündungshemmend wirken.

Olivenöl: Natives Olivenöl extra ist reich an einfach ungesättigten Fettsäuren und enthält Oleocanthal, eine Verbindung mit entzündungshemmenden Eigenschaften.

Nüsse und Samen: Walnüsse, Chiasamen und Leinsamen liefern Omega-3-Fettsäuren und Antioxidantien.

1. Vollkorn

Vollkorngetreide ist eine reichhaltige Quelle für Ballaststoffe, die zur Verringerung von Entzündungen und zur Verbesserung der Darmgesundheit beitragen.

Brauner Reis: Eine Vollkornvariante, die wichtige Nährstoffe und Ballaststoffe liefert.

Quinoa: Ein nährstoffreiches Getreide, das viel Eiweiß und Ballaststoffe enthält.

Hafer: Hafer ist reich an Beta-Glucanen und kann dazu beitragen, Entzündungen zu reduzieren und den Cholesterinspiegel zu verbessern.

1. Gewürze und Kräuter

Bestimmte Gewürze und Kräuter sind für ihre entzündungshemmende Wirkung bekannt.

KAPITEL 4

Eigenschaften und kann leicht in Ihre Mahlzeiten integriert werden.

Kurkuma: Es enthält Curcumin, eine starke entzündungshemmende Verbindung. Die Zugabe von schwarzem Pfeffer verbessert seine Aufnahme.

Ingwer: Wirkt entzündungshemmend und antioxidativ, was ihn zu einer fantastischen Ergänzung von Tees und Gerichten macht.

Knoblauch: Enthält Schwefelverbindungen, die zur Verringerung von Entzündungen und zur Unterstützung der Immunfunktion beitragen können.

1. Hülsenfrüchte

Hülsenfrüchte wie Bohnen, Linsen und Kichererbsen sind ausgezeichnete Protein- und Ballaststoffquellen und können helfen, Entzündungen zu verringern.

Zu vermeidende Lebensmittel

Während bei der entzündungshemmenden Ernährung der Schwerpunkt auf vollwertigen, nährstoffreichen Lebensmitteln liegt, ist es auch wichtig, bestimmte Lebensmittel zu meiden oder einzuschränken, die zu Entzündungen beitragen können. Dazu gehören:

1. Verarbeitete Lebensmittel

Stark verarbeitete Lebensmittel enthalten oft raffinierten Zucker, ungesunde Fette und Zusatzstoffe, die Entzündungen auslösen können.

Zuckrige Snacks und Getränke: Süßigkeiten, Kekse, Limonade und andere zuckerhaltige Leckereien können zu einem Anstieg des Insulinspiegels und zu Entzündungen führen.

Verarbeitete Fleischsorten: Hot Dogs, Würstchen und Wurstwaren werden mit erhöhten Entzündungen und Gesundheitsrisiken in Verbindung gebracht.

1. Raffinierte Kohlenhydrate

Raffinierte Kohlenhydrate können den Blutzucker- und Insulinspiegel schnell in die Höhe treiben und so zu Entzündungen beitragen.

Weißbrot und Gebäck: Sie werden aus raffiniertem Mehl hergestellt und enthalten möglicherweise keine wichtigen Nähr- und Ballaststoffe.

Weißer Reis: Entscheiden Sie sich stattdessen für Vollkorn.

1. Transfette

Transfette sind ungesunde Fette in vielen verarbeiteten Lebensmitteln und können Entzündungen fördern.

Frittierte Lebensmittel: Viele Fast-Food-Produkte und kommerziell gebackene

SELBSTHILFEFÜHRER FÜR GESUNDHEIT UND FITNESS

Waren enthalten Transfette.

Hydrierte Öle: Häufig in Margarine und einigen Snacks enthalten.

1. Übermäßiger Alkoholkonsum

Während mäßiger Alkoholkonsum einige gesundheitliche Vorteile haben kann, kann übermäßiger Konsum zu Entzündungen und anderen gesundheitlichen Problemen führen.

Essensplan für eine Woche entzündungshemmende Ernährung

Um Ihnen den Einstieg in eine entzündungshemmende Ernährung zu erleichtern, finden Sie hier ein Beispiel für einen Speiseplan für eine Woche:

Tag 1

Frühstück: Haferflocken mit Blaubeeren, Walnüssen und einem Spritzer Honig über Nacht.

Mittagessen: Quinoa-Salat mit Spinat, Kirschtomaten, Gurke und Olivenöl-Dressing.

Abendessen: Gegrillter Lachs mit gedünstetem Brokkoli und Süßkartoffeln.

Imbiss: Karottenstäbchen mit Hummus.

Tag 2

Frühstück: Smoothie mit Spinat, Banane, Mandelmilch und einem Esslöffel Leinsamen.

Mittagessen: Linsensuppe mit gemischtem Blattgemüse und Avocado.

Abendessen: Gebratener Tofu mit gemischtem Gemüse (Paprika, Brokkoli, Karotten) und braunem Reis.

Nascherei: Eine Handvoll Mandeln.

Tag 3

Frühstück: Griechischer Joghurt mit Erdbeeren und Chiasamen.

KAPITEL 4

Mittagessen: Vollkornwrap mit Truthahn, Spinat, Avocado und Tomaten.

Abendessen: Gebackene Hühnerbrust mit geröstetem Rosenkohl und Quinoa.

Imbiss: In Scheiben geschnittener Apfel mit Mandelbutter.

Tag 4

Frühstück: Chia-Pudding mit Mandelmilch, garniert mit Himbeeren.

Mittagessen: Kichererbsensalat mit Gurken, Petersilie und Zitronendressing.

Abendessen: Gegrillte Garnelen mit Blumenkohlreis und sautiertem Grünkohl. Imbiss: Selleriestangen mit Erdnussbutter.

Tag 5

Frühstück: Rührei mit Spinat und Tomaten.

Mittagessen: Schüssel aus braunem Reis mit schwarzen Bohnen, Mais, Avocado und Salsa.

Abendessen: Gebackener Kabeljau mit Spargel und Süßkartoffelspalten. Imbiss: Gemischter Beerensalat.

Tag 6

Frühstück: Smoothie mit Grünkohl, grünem Apfel, Ingwer und Zitrone. Mittagessen: Gebratener Gemüse-Wrap mit Hummus.

Abendessen: Truthahn-Chili mit Kidneybohnen und Paprikaschoten. Imbiss: Luftgepopptes Popcorn mit Nährstoffhefe bestreut.

Tag 7

Frühstück: Haferflocken mit einer in Scheiben geschnittenen Banane und etwas Zimt.

SELBSTHILFEFÜHRER FÜR GESUNDHEIT UND FITNESS

Mittagessen: Salat aus Quinoa und schwarzen Bohnen mit Limettenvinaigrette. Abendessen: Gegrillte Gemüsespieße mit braunem Reis.

Nascherei: Zartbitterschokolade (70% Kakao oder höher) mit einer Handvoll Walnüsse.

Schlussfolgerung

Bei der entzündungshemmenden Ernährung liegt der Schwerpunkt auf vollwertigen, nährstoffreichen Lebensmitteln, die dazu beitragen können, Entzündungen zu verringern und die allgemeine Gesundheit zu fördern. Indem Sie eine Vielzahl von Obst, Gemüse, gesunden Fetten, Vollkornprodukten und Gewürzen in Ihre Mahlzeiten integrieren und gleichzeitig verarbeitete Lebensmittel, raffinierte Kohlenhydrate und ungesunde Fette meiden, können Sie wichtige Schritte zur Verbesserung Ihrer Gesundheit unternehmen.

Die Umsetzung einer entzündungshemmenden Ernährung kann eine transformative Erfahrung sein, die Ihr Energieniveau steigert und chronische Schmerzen und das Krankheitsrisiko verringert. Im nächsten Kapitel werden wir uns mit Übungen für jedes Fitnessniveau befassen und die Bedeutung von körperlicher Aktivität für die Erhaltung der allgemeinen Gesundheit und des Wohlbefindens hervorheben. Machen Sie sich die Kraft der Nahrung als Medizin zu eigen und genießen Sie die nahrhaften Vorteile einer entzündungshemmenden Ernährung!

Kapitel 5

Übungen für jedes Niveau

Regelmäßige körperliche Betätigung ist wichtig für die allgemeine Gesundheit und das Wohlbefinden. Sie hilft bei der Gewichtskontrolle, verringert das Risiko chronischer Krankheiten, verbessert die Stimmung und steigert die Lebensqualität. In diesem Kapitel befassen wir uns mit verschiedenen Arten von Bewegung, ihren Vorteilen und wie man ein ausgewogenes Trainingsprogramm für jedes Fitnessniveau zusammen-stellt.

Die Bedeutung von regelmäßiger Bewegung

Regelmäßige körperliche Betätigung ist eine der effektivsten Möglichkeiten, die Gesundheit zu fördern. Im Folgenden finden Sie einige der wichtigsten Vorteile, die sich aus der Einbeziehung von Bewegung in Ihren Tagesablauf ergeben:

1. **Verbesserte kardiovaskuläre Gesundheit**: Regelmäßige Bewegung stärkt das Herz, verbessert die Durchblutung und trägt zur Senkung des Blutdrucks und des Cholesterinspiegels bei.

SELBSTHILFEFÜHRER FÜR GESUNDHEIT UND FITNESS

1. **Gewichtsmanagement**: Körperliche Aktivität verbrennt Kalorien und hilft ihnen, ihr Gewicht zu halten oder zu reduzieren, wenn sie sich gesund ernähren.
2. **Stärkere Muskeln und Knochen**: Übungen mit Gewichten bauen Muskeln auf und stärken die Knochen, wodurch das Risiko von Osteoporose und Knochenbrüchen im Alter verringert wird.
3. **Verbesserte psychische Gesundheit**: Bewegung setzt Endorphine frei, die oft als "Wohlfühlhormone" bezeichnet werden und die Stimmung verbessern sowie Angstsymptome und Depressionen verringern können.
4. **Erhöhter Energiegehalt**: Regelmäßige körperliche Aktivität kann Ihre Ausdauer steigern und Müdigkeit verringern.

5. **Besserer Schlaf**: Bewegung kann Ihnen helfen, schneller einzuschlafen und einen tieferen Schlaf zu genießen, was die allgemeine Schlafqualität verbessert.
6. **Verbesserte Beweglichkeit und Gleichgewicht**: Aktivitäten, die Flexibilität und Gleichgewicht fördern, können Verletzungen vorbeugen und die allgemeine Mobilität verbessern.

Arten von Übungen

Es gibt verschiedene Arten von Sport, von denen jede ihren eigenen Nutzen hat. Wenn Sie diese Kategorien verstehen, können Sie ein abgerundetes Fitnessprogramm erstellen.

1. Herz-Kreislauf-Training (Aerobic)

Herz-Kreislauf-Training, oft auch Aerobic genannt, erhöht die Herz- und Atemfrequenz und fördert so die kardiovaskuläre Gesundheit. Es verbessert die Ausdauer und verbrennt Kalorien.

Beispiele: Gehen, Laufen, Radfahren, Schwimmen, Tanzen und Gruppenfitnesskurse.

Empfehlung: Mindestens 150 Minuten mäßig intensives oder 75 Minuten hochintensives aerobes Training pro Woche.

KAPITEL 5

Krafttraining

Beim Krafttraining wird mit Widerstand gearbeitet, um Muskelkraft und Ausdauer aufzubauen. Dazu können freie Gewichte, Widerstandsbänder oder Körpergewichte verwendet werden.

Beispiele: Gewichtheben, Körpergewichtsübungen (Liegestütze, Kniebeugen, Lungen) und Widerstandsbandtraining.

Empfehlung: Versuchen Sie, mindestens zweimal pro Woche Kraftübungen für alle wichtigen Muskelgruppen durchzuführen.

Flexibilität und Dehnung

Flexibilitätsübungen verbessern Ihren Bewegungsspielraum und verringern das Verletzungsrisiko. Sie können helfen, Muskelverspannungen zu lindern und die Entspannung zu fördern.

Beispiele: Statisches Dehnen, dynamisches Dehnen, Yoga und Pilates. Empfehlung: Integrieren Sie mindestens zwei- bis dreimal pro Woche Beweglichkeits- und Dehnübungen in Ihre Routine.

Gleichgewicht und Stabilität

Gleichgewichtsübungen verbessern die Koordination und Stabilität, beugen Stürzen vor und verbessern die allgemeine körperliche Leistungsfähigkeit.

Beispiele: Tai Chi, Gleichgewichtsübungen (auf einem Fuß stehen) und Stabilitätsballtraining.

Empfehlung: Nehmen Sie Gleichgewichtsübungen in Ihre Routine auf, besonders wenn Sie älter oder sturzgefährdet sind.

Eine ausgewogene Workout-Routine erstellen

Ein ausgewogenes Trainingsprogramm, das Herz-Kreislauf-, Kraft-, Flexibilitäts- und Gleichgewichtsübungen umfasst, ist unerlässlich, um die besten gesundheitlichen Vorteile zu erzielen. Hier erfahren Sie, wie Sie Ihr Programm gestalten können:

1. **Bewerten Sie Ihr** Fitnessniveau

Bevor Sie ein Trainingsprogramm beginnen, sollten Sie Ihren aktuellen

SELBSTHILFEFÜHRER FÜR GESUNDHEIT UND FITNESS

Fitnessniveau. Berücksichtigen Sie Ihre Trainingserfahrung, Ihr Aktivitätsniveau und Ihre gesundheitlichen Bedenken oder Verletzungen.

Realistische Ziele setzen

Legen Sie kurz- und langfristige Fitnessziele fest, die auf Ihren Interessen und Gesundheitszielen basieren. Verwenden Sie die SMART-Kriterien, um Ihre Ziele spezifisch, messbar, erreichbar, relevant und zeitgebunden zu machen.

Erstellen Sie einen Wochenplan

Bemühen Sie sich um ein ausgewogenes Konzept, das mehrere Arten von Bewegung während der Woche umfasst. Hier ist ein Beispiel für einen wöchentlichen Trainingsplan:

Wöchentlicher Muster-Trainingsplan:

| Tag | Aktivität |

Montag	30 Minuten zügiges Gehen + 20 Minuten Krafttraining (Oberkörper)
Dienstag	30 Minuten Radfahren oder Schwimmen
Mittwoch	30 Minuten Krafttraining (Unterkörper) + 15 Minuten Dehnung
Donnerstag	30 Minuten joggen oder Tanzkurs
Freitag	20 Minuten Krafttraining (Ganzkörper) + 20 Minuten Yoga
Samstag	Aktiver Ruhetag (leichtes Spazierengehen, Gartenarbeit oder Sport)
Sonntag	30 Minuten Wandern oder Aktivität im Freien + 15 Minuten Gleichgewichtsübungen

Aufwärmen und abkühlen

Beginnen Sie Ihr Training immer mit einem Aufwärmtraining, um Ihren Körper auf das Training vorzubereiten und das Verletzungsrisiko zu verringern. Ein Aufwärmtraining kann dynamisches Dehnen oder leichte aerobe Aktivitäten für 5-10 Minuten umfassen.

KAPITEL 5

Minuten. Beenden Sie Ihr Training mit einer Abkühlung, die auch statisches Dehnen beinhalten kann, damit sich Ihre Muskeln erholen können.

Hören Sie auf Ihren Körper

Achten Sie darauf, wie Ihr Körper auf das Training reagiert. Es ist normal, sich wund zu fühlen, vor allem, wenn Sie mit einer neuen Übung beginnen, aber starke Schmerzen oder Unwohlsein können auf eine Verletzung hinweisen. Wenn Sie Schmerzen haben, beenden Sie die Aktivität und wenden Sie sich bei Bedarf an einen Arzt.

Motiviert bleiben

Finden Sie Wege, um motiviert zu bleiben und Spaß am Training zu haben. Dazu kann es gehören, einen Fitnesskurs zu besuchen, einen Freund zu finden, der mit Ihnen trainiert, oder sich selbst Herausforderungen zu stellen. Behalten Sie Ihre Fortschritte im Auge und feiern Sie Ihre Erfolge, egal wie klein sie auch sein mögen.

Beispielübungen für jedes Niveau

Hier finden Sie einige einfache Übungen, die Sie zu Hause oder im Fitnessstudio durchführen können, kategorisiert nach Fitnesslevel:

Anfänger Level

1. Gehen: Ein einfacher und effektiver Weg, um Ihre Fitnessreise zu beginnen. Streben Sie 10-15 Minuten an und steigern Sie die Dauer allmählich.
2. Kniebeugen mit dem Körpergewicht: Stehen Sie mit schulterbreit auseinander stehenden Füßen, senken Sie Ihren Körper in die

Hocke und kehren Sie in den Stand zurück. Beginnen Sie mit 8-10 Wiederholungen.

3. Wand-Liegestütze: Stellen Sie sich ein paar Meter von einer Wand entfernt hin, stützen Sie Ihre Hände auf die Wand und machen Sie Liegestütze, indem Sie die Ellbogen beugen. Beginnen Sie mit 5-10 Wiederholungen.

4. Beinheben im Sitzen: Setzen Sie sich auf einen Stuhl, strecken Sie ein Bein gerade aus, halten Sie es ein paar Sekunden lang und senken Sie es wieder ab. Wechseln Sie die Beine für 10-12 Wiederholungen.

SELBSTHILFEFÜHRER FÜR GESUNDHEIT UND FITNESS

Mittlere Stufe

1. Zügiges Gehen oder Joggen: Erhöhen Sie Ihr Gehtempo oder gehen Sie 20-30 Minuten lang zum Joggen über.

2. Kurzhantel-Reihen: Mit einer Kurzhantel in jeder Hand beugen Sie sich leicht in der Taille und ziehen die Gewichte zur Brust. Streben Sie 10-15 Wiederholungen an.

3. Plank: Halten Sie eine Plank-Position auf den Unterarmen und Zehen, halten Sie Ihren Körper gerade. Beginnen Sie mit 20-30 Sekunden.

4. Ausfallschritte: Gehen Sie mit einem Bein nach vorne und senken Sie Ihren Körper ab, bis beide Knie einen 90-Grad-Winkel bilden. Wechseln Sie die Beine für 10-12 Wiederholungen.

Fortgeschrittene Stufe

1. Laufen oder Intervalltraining: Führen Sie 30–45 Minuten lang Lauf- oder Intervalltrainings durch.
2. Kreuzheben: Stellen Sie sich mit einer Lang- oder Kurzhantel hüftbreit hin, beugen Sie sich in den Hüften und heben Sie die Gewichte, während Sie den Rücken gerade halten. Streben Sie 8–12 Wiederholungen an.
3. Bur-pees: Eine Ganzkörperübung, die Kniebeuge, Liegestütz und Sprung kombiniert. Beginnen Sie mit 5–10 Wiederholungen.
4. Yoga oder Pilates: Nehmen Sie an Kursen teil oder folgen Sie Online-Sitzungen, um Flexibilität, Gleichgewicht und Kernkraft zu verbessern.

Schlussfolgerung

Regelmäßige Bewegung ist für einen gesunden Lebensstil unerlässlich und bietet zahlreiche Vorteile für die körperliche und geistige Gesundheit. Wenn Sie die verschiedenen Arten von Bewegung kennen und ein ausgewogenes, auf Ihr Fitnessniveau zugeschnittenes Trainingsprogramm erstellen, können Sie Ihre Gesundheitsziele erreichen und Ihr Wohlbefinden steigern.

Im nächsten Kapitel geht es um praktische Strategien zum Fettabbau und Kraftaufbau. Denken Sie daran, dass die Reise zu einer besseren Gesundheit ein Marathon ist, kein Sprint; gehen Sie einen Schritt nach dem anderen und genießen Sie den Prozess!

Kapitel 6

Fett verlieren und Kraft aufbauen

Um ein gesundes Gewicht zu erreichen und zu halten und gleichzeitig Kraft aufzubauen, bedarf es mehr als nur einer Diät und sportlicher Betätigung; man muss wissen, wie der eigene Körper funktioniert, sich realistische Ziele setzen und einen nachhaltigen Plan erstellen. In diesem Kapitel werden wir die Grundlagen des Fettabbaus, die Rolle des Krafttrainings, praktische Strategien für den Fettabbau und Tipps für die Verfolgung des Fortschritts und die Aufrechterhaltung der Motivation besprechen.

Verständnis der Körperzusammensetzung

Bevor man sich mit Fettabbau und Kraftaufbau beschäftigt, ist es wichtig, die Körperzusammensetzung zu verstehen. Die Körperzusammensetzung bezieht sich auf das Verhältnis von Fett, Muskeln, Knochen und anderen Geweben. Eine gesunde Körperzusammensetzung beinhaltet in der Regel einen geringeren Anteil an Körperfett und einen höheren Anteil an fettfreier Muskelmasse.

KAPITEL 6

Die Bedeutung von Körperfett

Ein gewisses Maß an Körperfett ist zwar für die allgemeine Gesundheit notwendig, doch kann übermäßiges Körperfett zu zahlreichen gesundheitlichen Risiken führen, unter anderem:

Erhöhtes Risiko für chronische Krankheiten wie Diabetes, Herzkrankheiten und bestimmte Krebsarten.

Gelenkprobleme und Probleme mit der Mobilität. Hormonelle Ungleichgewichte. Verringertes Energieniveau.

Umgekehrt kann der Aufbau von Muskelmasse den Stoffwechsel verbessern, die körperliche Leistungsfähigkeit steigern und zur allgemeinen Gesundheit beitragen.

Messung der Körperzusammensetzung

9

1. Körperfettanteil: Dieser kann mit Hilfe von Hautfaltenmessern, der bioelektrischen Impedanzanalyse oder DEXA-Scans gemessen werden.
2. Verhältnis von Taille zu Hüfte: Messen Sie Ihren Taillen- und Hüftumfang, um die Fettverteilung und mögliche Gesundheitsrisiken zu beurteilen.
3. Verlaufsfotos: Regelmäßige Fotos können helfen, Veränderungen der Körperzusammensetzung im Laufe der Zeit sichtbar zu machen.

Die Rolle des Krafttrainings beim Fettabbau

Krafttraining ist aus mehreren Gründen ein wichtiger Bestandteil eines jeden Programms zum Fettabbau:

1. Vermehrte Muskelmasse: Der Aufbau von Muskeln erhöht Ihren Ruheumsatz, d. h. Sie verbrennen im Ruhezustand mehr Kalorien. Dies hilft, ein Kaloriendefizit zu schaffen, das für den Fettabbau notwendig ist.
2. Verbesserte Fettverbrennung: Krafttraining hat die Fettverbrennung

die Geschwindigkeit, mit der Ihr Körper Fett zur Energiegewinnung verbrennt, insbesondere während und nach dem Training.

1. Verbesserte Körperzusammensetzung: Wenn Sie Muskeln aufbauen und Fett verlieren, verbessert sich Ihre Körperzusamme nsetzung, was zu einem schlankeren Körperbau führt.
2. Gesteigerte funktionelle Stärke: Krafttraining verbessert Ihre Fähigkeit, tägliche Aktivitäten auszuführen, verringert das Verletzungsrisiko und verbessert die allgemeine körperliche Leistungsfähigkeit.

Effektive Strategien zum Fettabbau

Um Fett zu verlieren, müssen Sie Ihre Ernährung umstellen, Sport treiben und Ihren Lebensstil ändern. Hier sind einige wirksame Strategien, die Sie auf Ihrem Weg unterstützen:

Schaffen Sie ein Kaloriendefizit

Um Fett zu verlieren, müssen Sie weniger Kalorien zu sich nehmen als Sie verbrauchen. Ein sicheres und nachhaltiges Kaloriendefizit liegt in der Regel bei 500-1000 Kalorien pro Tag, was zu einem Gewichtsverlust von etwa 1-2 Pfund pro Woche führen kann.

- Verfolgen Sie Ihre Zufuhr: Verwenden Sie Ernährungstagebücher, Apps oder Online-Tools, um Ihre Kalorienzufuhr zu überprüfen und sicherzustellen, dass Sie Ihre Ziele erreichen.

Fokus auf Whole Foods

Bevorzugen Sie vollwertige, möglichst wenig verarbeitete Lebensmittel, die eine hohe Nährstoffdichte und einen geringen Kaloriengehalt haben. Dazu gehören:

Obst und Gemüse: Reich an Ballaststoffen und kalorienarm.

Magere Proteine: Dazu gehören Huhn, Truthahn, Fisch, Bohnen und Hülsenfrüchte, die das Sättigungsgefühl fördern.

Vollkornprodukte: Wie z. B. brauner Reis, Quinoa und Hafer, die anhaltende Energie liefern.

KAPITEL 6

Krafttraining einbeziehen

Trainieren Sie mindestens 2-3 Mal pro Woche Krafttraining, wobei Sie sich auf alle wichtigen Muskelgruppen konzentrieren sollten. Hier finden Sie einige praktische Übungen für das Krafttraining:

Kniebeuge n Kreuzhebe n Liegestütze Rudern Lunges

Hochintensives Intervalltraining (HIIT) einbeziehen

Beim HIIT wechseln sich kurze, intensive Trainingseinheiten mit Ruhephasen oder Übungen mit geringerer Intensität ab. Diese Methode kann Ihnen helfen, in kürzerer Zeit mehr Kalorien zu verbrennen, und verbessert nachweislich den Fettabbau.

Beispiel für ein HIIT-Training: 30 Sekunden Sprint, gefolgt von 1 Minute Gehen, 15-20 Minuten lang wiederholt.

Hydratisiert bleiben

Ausreichend Wasser zu trinken ist wichtig für die allgemeine Gesundheit und kann bei der Gewichtsabnahme helfen. Manchmal wird Durst fälschlicherweise für Hunger gehalten. Ziel ist es, täglich mindestens 8 Tassen (64 Unzen) Wasser zu trinken, je nach Aktivitätsniveau und Klima.

Genug Schlaf bekommen

Schlaf spielt eine entscheidende Rolle bei der Gewichtskontrolle und beim Fettabbau. Schlechter Schlaf kann zu einem hormonellen Ungleichgewicht führen, das Hunger und Heißhunger verstärkt. Streben Sie 7-9 Stunden Qualitätsschlaf pro Nacht an.

Stress bewältigen

Chronischer Stress kann Ihre Fähigkeit, Fett zu verlieren, negativ beeinflussen.

SELBSTHILFEFÜHRER FÜR GESUNDHEIT UND FITNESS

Ein hoher Stresspegel kann zu übermäßigem Essen führen, insbesondere zu kalorienreichem Komfortessen. Üben Sie Stressbewältigungstechnik en wie Achtsamkeit, Meditation, Yoga oder tiefe Atemübungen.

Fortschritte verfolgen und motiviert bleiben

Die Verfolgung Ihrer Fortschritte und die Aufrechterhaltung der Motivation sind entscheidende Faktoren für einen erfolgreichen Fettabbau. Hier sind einige Tipps:

1. SMART-Ziele setzen

Setzen Sie sich spezifische, messbare, erreichbare, relevante und zeitgebundene Ziele. Zum Beispiel: "Ich möchte im nächsten Monat 2 Pfund pro Woche abnehmen" ist ein SMART-Ziel.

1. Ein Tagebuch führen

Dokumentieren Sie Ihre Nahrungsaufnahme, Ihr Training und Ihre Gefühle. Dies kann helfen, Muster, verbesserungswürdige Bereiche und Erfolge auf dem Weg zu erkennen.

1. Siege feiern, die nichts mit dem Maßstab zu tun haben

Konzentrieren Sie sich auf Erfolge jenseits der Waage, wie z. B. ein höheres Energieniveau, verbesserte Ausdauer, kleinere Kleidergrößen oder das Heben schwerer Gewichte.

1. Rechenschaftspflicht finden

Teilen Sie Ihre Ziele mit Freunden oder schließen Sie sich einer Selbsthilfegruppe oder einem Fitnesskurs an. Diese Unterstützung kann Ihnen helfen, motiviert und auf Kurs zu bleiben.

1. Geduldig und freundlich zu sich selbst sein

Fettabbau und Kraftaufbau brauchen Zeit. Es ist wichtig, geduldig zu sein und zu erkennen, dass Höhen und Tiefen normal sind. Wenn Sie Rückschläge erleben, lassen Sie sich nicht entmutigen, sondern konzentrieren Sie sich darauf, wieder in die Spur zu kommen.

1. Mischen Sie Ihre Routine

Probieren Sie neue Übungen, Kurse oder Sportarten aus, um Ihr Training aufrechtzuerhalten.

KAPITEL 6

frisch und spannend. Dies kann Langeweile verhindern und die Motivation aufrechterhalten.

Schlussfolgerung

Fett zu verlieren und Kraft aufzubauen ist eine Reise, die eine Kombination aus ausgewogener Ernährung, regelmäßigem Training und Anpassung des Lebensstils erfordert. Sie können Ihre Gesundheits- und Fitnessziele erreichen, wenn Sie die Körperzusammensetzung verstehen, Krafttraining einbauen und effektive Strategien anwenden.

Im nächsten Kapitel werden wir den Zusammenhang zwischen Achtsamkeit, geistiger Gesundheit und Stressbewältigung erkunden und erfahren, wie Sie eine gesunde Denkweise kultivieren können, um Ihr allgemeines W o h l b e f i n d e n zu fördern. Denken Sie daran, dass jeder kleine Schritt, den Sie tun, zu Ihrem Fortschritt beiträgt; freuen Sie sich auf die Reise und feiern Sie Ihre Erfolge!

Kapitel 7

Achtsamkeit und Stress

Verwaltung

In der heutigen schnelllebigen Welt sind Stressbewältigung und die Kultivierung von Achtsamkeit für die Erhaltung der Gesundheit und des Wohlbefindens insgesamt immer wichtiger geworden. Chronischer Stress kann sich negativ auf die körperliche Gesundheit, die geistige Klarheit und die emotionale Stabilität auswirken. In diesem Kapitel werden wir die Auswirkungen von Stress auf die Gesundheit, Techniken zur Förderung der Achtsamkeit und praktische Strategien für eine effektive Stressbewältigung untersuchen.

Die Auswirkungen von Stress auf die Gesundheit

Stress ist eine natürliche Reaktion auf schwierige Situationen; wenn er jedoch chronisch wird, kann er zu verschiedenen gesundheitlichen Problemen führen:

1. Körperliche Gesundheitsprobleme: Chronischer Stress wird mit folgenden Problemen in Verbindung gebracht

KAPITEL 7

zu einer Reihe von Gesundheitsproblemen, darunter Herzkrankheiten, Bluthochdruck, Fettleibigkeit, Diabetes und Magen-Darm-Probleme. Stress kann die Ausschüttung von Hormonen wie Cortisol auslösen, was zu einer Gewichtszunahme, insbesondere im Bauchbereich, führt.

1. Psychische Gesundheitsprobleme: Anhaltender Stress kann zu Angstzuständen, Depressionen und anderen psychischen Störungen beitragen. Er kann die kognitiven Funktionen beeinträchtigen, was zu Konzentrationsschwierigkeiten, Gedächtnisproblemen und verminderter Produktivität führt.
2. Geschwächtes Immunsystem: Chronischer Stress kann das Immunsystem schwächen und Sie anfälliger für Infektionen und

Krankheiten machen.

3. Schlafstörungen: Stress stört häufig den Schlafrhythmus, was zu Schlaflosigkeit oder schlechter Schlafqualität führt. Schlafmangel kann den Stress verschlimmern und einen Teufelskreis schaffen.

4. Emotionale Belastung: Ein hohes Stressniveau kann zu Reizbarkeit, Stimmungsschwankungen und Schwierigkeiten bei der Bewältigung von Emotionen führen, was Beziehungen und die allgemeine Lebensqualität beeinträchtigt.

Achtsamkeitstechniken für das tägliche Leben

Achtsamkeit bedeutet, im Augenblick völlig präsent zu sein und Gedanken und Gefühle ohne Bewertung wahrzunehmen. Sie hilft, das Bewusstsein zu kultivieren, Stress zu reduzieren, die emotionale Regulation zu verbessern und das allgemeine Wohlbefinden zu steigern. Hier sind einige Achtsamkeitstechniken, die Sie in Ihre tägliche Routine integrieren können:

Achtsames Atmen

Achtsames Atmen bedeutet, dass Sie Ihre Aufmerksamkeit auf Ihren Atem richten. Sie kann überall praktiziert werden und ist ein wirksames Mittel, um den Geist zu beruhigen.

Wie man übt:

SELBSTHILFEFÜHRER FÜR GESUNDHEIT UND FITNESS

Suchen Sie sich einen ruhigen Platz und setzen Sie sich bequem hin.

Schließen Sie die Augen und atmen Sie tief durch die Nase ein, so dass sich Ihr Bauch ausdehnt.

Atmen Sie langsam durch den Mund aus und lassen Sie dabei jede Spannung los.

Atmen Sie weiterhin tief ein und konzentrieren Sie sich auf das Gefühl, wie Ihr Atem in den Körper ein- und austritt.

Wenn Ihre Gedanken abschweifen, lenken Sie Ihre Aufmerksamkeit sanft zurück auf Ihren Atem.

Körperscan

Ein Körperscan ist eine Achtsamkeitsübung, die das Bewusstsein für körperliche Empfindungen fördert und hilft, Spannungen abzubauen.

Wie man übt:

Legen oder setzen Sie sich bequem hin. Schließen Sie die Augen. Atmen Sie ein paar Mal tief durch, um sich zu entspannen.

Fangen Sie bei den Zehen an und tasten Sie Ihren Körper mental ab und achten Sie dabei auf alle Empfindungen, Spannungen oder Unbehagen.

Bewegen Sie sich allmählich durch Ihren Körper nach oben (Füße, Beine, Rumpf, Arme, Hals und Kopf) und beobachten Sie, wie sich jeder Bereich anfühlt.

Nehmen Sie jede Anspannung wahr und entspannen Sie diese Bereiche bewusst, während Sie ausatmen.

Achtsames Essen

Achtsames Essen bedeutet, dem Essen volle Aufmerksamkeit zu schenken, jeden Bissen zu genießen und Hunger- und Sättigungsgefühle zu erkennen.

Wie man übt:

- Wählen Sie eine Mahlzeit oder einen Snack und verzichten Sie auf Ablenkungen (wie Fernsehen oder Telefon).

Nehmen Sie sich vor dem Essen einen Moment Zeit, um die Farben, die Beschaffenheit und die Gerüche der Lebensmittel zu betrachten.

Nehmen Sie kleine Bissen, kauen Sie langsam, und genießen Sie die Aromen.

Achten Sie darauf, wie sich Ihr Körper beim Essen anfühlt, und hören Sie auf, wenn Sie sich

KAPITEL 7

zufrieden und nicht übermäßig satt.

Meditation

Meditation ist eine strukturierte Praxis, die dazu beitragen kann, Achtsamkeit zu kultivieren und Stress abzubauen.

Wie man übt:

Nehmen Sie sich jeden Tag eine bestimmte Zeit (auch wenn es nur 5-10 Minuten sind) für die Meditation.

Suchen Sie sich einen ruhigen, bequemen Platz zum Sitzen oder Liegen. Konzentrieren Sie sich auf Ihren Atem, ein Mantra oder eine geführte Meditation (verfügbar über Apps wie Head Space oder Calm).

Wenn Ihre Gedanken abschweifen, bringen Sie Ihren Fokus sanft zu dem von Ihnen gewählten Punkt der Konzentration zurück.

Dankbarkeit Journaling

Wenn Sie sich in Dankbarkeit üben, können Sie Ihren Fokus von Stress-
faktoren auf positive Aspekte Ihres Lebens lenken.

Wie man übt:

Schreiben Sie am Ende eines jeden Tages drei Dinge auf, für die Sie
dankbar sind.

Überlegen Sie, warum diese Dinge sinnvoll sind und wie sie zu Ihrem
Wohlbefinden beitragen.

Wenn Sie Ihre Dankbarkeitsliste regelmäßig durchgehen, können Sie
eine positive Einstellung fördern.

Das Gleichgewicht in einer hektischen Welt finden

Es kann schwierig sein, in einem hektischen Leben ein Gleichgewicht
zu finden, aber wenn man der Selbstfürsorge Priorität einräumt und
Achtsamkeit einbezieht, kann das das allgemeine Wohlbefinden deutlich
verbessern.

Ausfallzeiten einplanen

Nehmen Sie sich Zeit für Entspannung und Selbstfürsorge in Ihrem
Tagesablauf. Ob Sie nun ein Buch lesen, spazieren gehen oder ein warmes
Bad nehmen - die Priorisierung von Aktivitäten fördert Entspannung
und Freude.

Grenzen setzen

SELBSTHILFEFÜHRER FÜR GESUNDHEIT UND FITNESS

Lernen Sie, Nein zu sagen zu Verpflichtungen, die Sie überfordern.

Wenn Sie sich Grenzen setzen, können Sie Ihre Zeit und Energie besser einteilen und sich auf das konzentrieren, was wirklich wichtig ist.

Zeitmanagement üben

Organisieren Sie Ihre Aufgaben und Verantwortlichkeiten, um Stress abzubauen. Wenden Sie Techniken wie die Pomodoro-Technik (konzentriertes Arbeiten mit Pausen) an oder erstellen Sie eine tägliche Aufgabenliste, um die Produktivität zu steigern.

Verbunden bleiben

Pflegen Sie soziale Kontakte zu Freunden und Familie. Wenn Sie Ihre Gedanken und Gefühle mit anderen teilen, können Sie sich gegenseitig unterstützen und Stress abbauen. Beschäftigen Sie sich mit sozialen Aktivitäten, die Freude und Erfüllung bringen.

Bewegung einbeziehen

Körperliche Aktivität ist ein wirksames Mittel zum Stressabbau. Bauen Sie regelmäßige Bewegung in Ihre Routine ein: Gehen Sie spazieren, machen Sie Yoga, tanzen Sie oder eine andere Aktivität, die Ihnen Spaß macht.

Bewegung setzt Endorphine frei, die die Stimmung verbessern und Stress abbauen können.

Bildschirmzeit begrenzen

Zu viel Zeit am Bildschirm, insbesondere in den sozialen Medien, kann zu Stress und Ängsten führen. Legen Sie Grenzen für Ihre Gerätenutzung fest und machen Sie Pausen, um sich anderen Aktivitäten zu widmen.

Schlussfolgerung

Achtsamkeit und Stressbewältigung sind wesentliche Bestandteile eines ausgewogenen Lebensstils. Wenn Sie Achtsamkeitstechniken in Ihren Tagesablauf integrieren und praktische Stressbewältigungsstrategien anwenden, können Sie Ihr geistiges und emotionales Wohlbefinden steigern, Ihre Widerstandsfähigkeit verbessern und die Herausforderungen des Lebens besser meistern.

KAPITEL 7

Im nächsten Kapitel geht es darum, wie Sie gesunde Gewohnheiten entwickeln können, die Ihre Gesundheits- und Fitnessziele unterstützen. Denken Sie daran, dass die Kultivierung von Achtsamkeit eine Reise ist - seien Sie geduldig mit sich selbst und lassen Sie sich auf den Prozess ein, in jedem Moment präsent zu sein. Mit konsequenter Übung können Sie sich ein friedlicheres und erfüllteres Leben schaffen.

Kapitel 8

Gesunde Gewohnheiten aufbauen

Gesunde Gewohnheiten sind entscheidend, um Ihre Gesundheits- und Fitnessziele zu erreichen und aufrechtzuerhalten. Während die Motivation zu ersten Veränderungen anspornen kann, führt die Entwicklung beständiger Gewohnheiten letztlich zu langfristigem Erfolg. In diesem Kapitel befassen wir uns mit der Wissenschaft der Gewohnheitsbildung, mit Tipps für dauerhafte Veränderungen, mit Strategien zur Überwindung von Hindernissen und mit der Bedeutung des Feierns von Fortschritten.

Die Wissenschaft der Gewohnheitsbildung

Wenn Sie verstehen, wie Gewohnheiten entstehen, können Sie positive Veränderungen in Ihrem Leben bewirken. Gewohnheiten sind Routinen oder Verhaltensweisen, die im Laufe der Zeit automatisch ablaufen und oft durch bestimmte Anreize oder Zusammenhänge ausgelöst werden. Der Prozess der Gewohnheitsbildung kann in drei Hauptkomponenten unterteilt werden:

Stichwort

KAPITEL 8

Ein Anhaltspunkt ist ein Auslöser, der die Gewohnheit in Gang setzt. Dabei kann es sich um ein externes Signal handeln, z. B. eine Tageszeit, ein Ort oder eine bestimmte Handlung, oder um ein internes Signal, z. B. ein Gefühl oder einen Gedanken. Das Auffinden von Auslösern, die mit Ihren aktuellen Gewohnheiten in Verbindung stehen, kann Ihnen helfen zu verstehen, was Ihr Verhalten auslöst.

Routine

Die Routine ist das Verhalten oder die Handlung, die auf den Hinweis folgt. Das ist die Gewohnheit, egal ob Sie Sport treiben, eine gesunde Mahlzeit zu sich nehmen oder Achtsamkeitsübungen machen.

Belohnung

Die Belohnung ist das positive Ergebnis oder der Nutzen, den Sie durch die Ausführung der Routine erhalten. Belohnungen verstärken das Verhalten und machen es wahrscheinlicher, dass Sie die Gewohnheit wiederholen. Wenn Sie wissen, was Sie motiviert, können Sie wirksame Belohnungen entwickeln, die die Gewohnheitsbildung fördern.

Die Gewohnheitsschleife

Die Gewohnheitsschleife besteht aus dem Hinweis, der Routine und der Belohnung, wodurch ein Kreislauf entsteht, der die Gewohnheit verstärkt. Durch Beeinflussung dieser Schleife können Sie neue, gesündere Gewohnheiten schaffen oder unerwünschte Gewohnheiten aufgeben. Wenn Sie zum Beispiel die Gewohnheit entwickeln wollen, regelmäßig Sport zu treiben, könnten Sie das tun:

Stichwort: Legen Sie in Ihrem Kalender eine bestimmte Zeit für das Training fest.

Routine: Führen Sie das von Ihnen gewählte Training zu dieser Zeit durch.

Belohnen Sie sich: Gönnen Sie sich danach einen gesunden Smoothie oder ein entspannendes Bad.

Tipps für dauerhafte Veränderungen

Der Aufbau gesunder Gewohnheiten erfordert Zeit und Mühe, aber Sie können

SELBSTHILFEFÜHRER FÜR GESUNDHEIT UND FITNESS

mit den richtigen Strategien einen dauerhaften Wandel herbeiführen. Hier sind einige praktische Tipps, die Ihnen auf diesem Weg helfen:

Klein anfangen

Beginnen Sie lieber mit kleinen, überschaubaren Veränderungen als mit drastischen Umbauten. So fällt es leichter, neue Gewohnheiten anzunehmen, und die Wahrscheinlichkeit, sich überfordert zu fühlen, sinkt. Nehmen Sie sich zum Beispiel vor, jeden Tag 10 Minuten spazieren zu gehen, anstatt sich eine ganze Stunde vorzunehmen.

Spezifisch sein

Statt vager Ziele wie "mehr Sport treiben" sollten Sie sich konkrete und messbare Ziele setzen, z. B. "Ich werde jeden Abend nach dem Aben-dessen einen 30-minütigen Spaziergang machen". Konkretheit hilft, Ihre Absichten zu verdeutlichen, und macht es einfacher, Fortschritte zu verfolgen.

Erstellen Sie eine Routine

Integrieren Sie Ihre neuen Gewohnheiten in Ihre tägliche Routine und machen Sie sie zu einem Teil Ihres Lebensstils. Beständigkeit ist wichtig; ein regelmäßiger Zeitplan wird dazu beitragen, das Verhalten zu verstärken.

Mahnungen verwenden

Setzen Sie Erinnerungen, um Ihre neuen Gewohnheiten zu fördern. Sie können Alarme auf Ihrem Telefon, Klebezettel an gut sichtbaren Stellen oder Apps verwenden, mit denen Sie Ihre Fortschritte verfolgen können. Visuelle Hinweise können als starke Motivatoren dienen.

Rechenschaftspflicht finden

Teilen Sie Ihre Ziele mit Freunden oder der Familie oder schließen Sie sich einer Selbsthilfegruppe an. Wenn Sie jemanden haben, der Sie zur Rechenschaft zieht, können Sie bei Bedarf motiviert und ermutigt werden.

Verfolgen Sie Ihren Fortschritt

Das Führen eines Tagebuchs oder die Verwendung einer App zur Verfolgung von Gewohnheiten kann Ihnen helfen, Ihre Fortschritte zu überprüfen und motiviert zu bleiben. Wenn Sie Ihre Erfolge im Laufe der Zeit sehen, kann dies Ihr positives Verhalten verstärken und Sie ermutigen, weiterzumachen.

Geduldig sein

KAPITEL 8

Gewohnheiten brauchen Zeit, um sich zu entwickeln. Untersuchungen haben ergeben, dass die Einführung einer neuen Gewohnheit zwischen 21 und 66 Tagen dauern kann. Seien Sie geduldig mit sich selbst und verstehen Sie, dass Rückschläge ein normaler Teil des Prozesses sind. Konzentrieren Sie sich auf den Fortschritt und nicht auf Perfektion.

Überwindung von Hindernissen und Rückschlägen

Auf dem Weg zu gesunden Gewohnheiten sind Herausforderungen und Rückschläge unvermeidlich. Hier sind einige Strategien, die Ihnen helfen, Hindernisse zu überwinden:

Barrieren finden

Denken Sie über die Hindernisse nach, die Ihren Fortschritt behindern könnten. Zu den häufigsten Hindernissen gehören Zeitmangel, mangelnde Motivation und Umweltfaktoren. Wenn Sie diese Hindernisse benennen, können Sie Strategien entwickeln, um sie zu überwinden.

Entwicklung kritischer Denkfähigkeiten

Wenn ich vor Herausforderungen stehe, übe ich mich in kritischem Denken, um Lösungen zu finden. Wenn es Ihnen zum Beispiel schwerfällt, Sport zu treiben, sollten Sie nach Möglichkeiten für kürzere Trainingseinheiten suchen oder überlegen, wie Sie Bewegung in Ihren Tagesablauf integrieren können (z. B. die Treppe statt den Aufzug nehmen).

Flexibel bleiben

Seien Sie bereit, Ihren Ansatz zu ändern, wenn etwas nicht funktioniert. Flexibilität ist wichtig, um die Schwierigkeiten der Gewohnheitsbildung zu bewältigen. Wenn Ihr ursprünglicher Plan nicht tragfähig ist, sollten Sie ihn ändern, um ihn besser an Ihren Lebensstil anzupassen.

Selbstmitgefühl üben

Seien Sie freundlich zu sich selbst, wenn es zu Rückschlägen kommt.

Anstatt Kritik zu üben, sollten Sie sich in Selbstmitgefühl üben und anerkennen, dass jeder Mensch vor Herausforderungen steht. Konzentrieren Sie sich darauf, was Sie aus dieser Erfahrung lernen können und wie Sie weiter vorankommen.

SELBSTHILFEFÜHRER FÜR GESUNDHEIT UND FITNESS

Überprüfen Sie Ihre Ziele

Wenn Ihre Ziele zu ehrgeizig oder unrealistisch sind, sollten Sie einen Schritt zurücktreten und sie neu überdenken. Wenn Sie Ihre Ziele so anpassen, dass sie leichter zu erreichen sind, können Sie Ihre Motivation und Ihr Selbstvertrauen zurückgewinnen.

Feiern Sie Ihren Fortschritt

Das Anerkennen und Feiern von Erfolgen, und seien sie noch so klein, ist wichtig, um die Motivation aufrechtzuerhalten und positives Verhalten zu verstärken. Hier sind einige Möglichkeiten, um Ihre Fortschritte zu feiern:

Errungenschaften anerkennen

Nehmen Sie sich Zeit, um über Ihre Erfolge nachzudenken. Ganz gleich, ob Sie regelmäßig Sport getrieben, mehr Obst und Gemüse gegessen oder durch Achtsamkeit Stress abgebaut haben - die Anerkennung Ihrer Leistungen stärkt Ihr Engagement für gesunde Gewohnheiten.

Verwöhnen Sie sich selbst

Belohnen Sie sich für das Erreichen von Meilensteinen. Das kann etwas Einfaches sein, wie eine gesunde Lieblingsspeise oder ein entspannter freier Tag. Wählen Sie Belohnungen, die mit Ihren Gesundheitszielen übereinstimmen.

Teilen Sie Ihren Erfolg

Teilen Sie Ihre Erfolge mit Freunden, der Familie oder den sozialen Medien. Mit anderen zu feiern, kann sie inspirieren und motivieren und gleichzeitig Ihr Engagement für gesunde Gewohnheiten stärken.

Erstellen Sie ein Vision Board

Visualisieren Sie Ihre Ziele, indem Sie eine Visionstafel für Ihre Ziele und Errungenschaften erstellen. Hängen Sie es an einer gut sichtbaren Stelle auf, damit Sie immer wieder daran erinnert werden, worauf Sie hinarbeiten.

KAPITEL 8

Schlussfolgerung

Der Aufbau gesunder Gewohnheiten ist eine Reise, die Zeit, Geduld und Hingabe erfordert. Wenn Sie die Wissenschaft der Gewohnheitsbildung verstehen, wirksame Strategien anwenden, Hindernisse überwinden und Ihre Fortschritte feiern, können Sie nachhaltige Veränderungen herbeiführen, die Gesundheit und Wohlbefinden verbessern.

Im nächsten Kapitel erfahren Sie, wie Sie alles kombinieren können, um Ihren persönlichen Gesundheitsplan zu erstellen. Denken Sie daran, dass jeder kleine Schritt, den Sie tun, Sie Ihren Zielen näher bringt. Lassen Sie sich auf den Prozess ein, bleiben Sie engagiert und genießen Sie die Reise zu einem gesünderen Ich!

Kapitel 9

Alles zusammenfügen

Die Erstellung eines persönlichen Gesundheitsplans ist der Höhepunkt Ihrer Reise durch die verschiedenen Aspekte von Gesundheit, Ernährung, Bewegung, Achtsamkeit und Gewohnheitsbildung, die in den früheren Kapiteln besprochen wurden. Ein gut strukturierter Gesundheitsplan dient als Wegweiser, der Sie zu Ihren Zielen führt und sicherstellt, dass Sie das Wissen und die Fähigkeiten, die Sie entwickelt haben, auch umsetzen. In diesem Kapitel erfahren Sie, wie Sie Ihren persönlichen Gesundheitsplan erstellen, Ziele und Meilensteine festlegen, die Bedeutung von Gemeinschaft und Unterstützung betonen und kontinuierliches Lernen und Anpassung fördern.

Erstellen Sie Ihren persönlichen Gesundheitsplan

Ein personalisierter Gesundheitsplan ist eine maßgeschneiderte Strategie, die Ihre individuellen Ziele, Ihren Lebensstil, Ihre Vorlieben und Bedürfnisse berücksichtigt. Hier erfahren Sie, wie Sie einen solchen Plan erstellen können:

Beurteilen Sie Ihren aktuellen Gesundheitszustand

KAPITEL 9

Beginnen Sie damit, Ihren aktuellen Gesundheits- und Fitnesszustand zu ermitteln. Berücksichtigen Sie Faktoren wie:

Körperzusammensetzung (Gewicht, Körperfettanteil, Muskelmasse) Fitnessniveau (kardiovaskuläre Ausdauer, Kraft, Flexibilität) Ernährung sgewohnheiten (Nahrungsaufnahme, Essverhalten)

Geistiges und emotionales Wohlbefinden (Stressniveau, Schlafqualität)

Sie können Gesundheitsbewertungen, Fitnesstests oder Konsultationen mit medizinischen Fachkräften nutzen, um diese Informationen zu sammeln.

Definieren Sie Ihre Ziele

Setzen Sie sich auf der Grundlage Ihrer Bewertung spezifische, messbare, erreichbare, relevante und zeitlich begrenzte (SMART) Ziele. Berücksichtigen Sie sowohl kurzfristige als auch langfristige Ziele:

Kurzfristige Ziele: Diese Ziele können innerhalb weniger Wochen oder Monate erreicht werden. Zum Beispiel: "Ich werde im nächsten Monat fünfmal pro Woche 30 Minutenlang Sport treiben".

- Langfristige Ziele: Dies sind umfassendere Ziele, deren Erreichung mehrere Monate oder sogar Jahre dauern kann. Zum Beispiel: "Ich möchte in den nächsten sechs Monaten 20 Pfund abnehmen" oder "Ich möchte innerhalb eines Jahres einen 5 km-Lauf unter 30 Minuten schaffen".

Entwickeln Sie einen Aktionsplan

Erstellen Sie einen detaillierten Aktionsplan, in dem Sie die einzelnen Schritte zur Erreichung Ihrer Ziele darlegen. Dieser Plan sollte Folgendes beinhalten:

Ernährung: Skizzieren Sie Ihre Ernährungspräferenzen, Strategien für die Mahlzeitenplanung und spezielle Ernährungsrichtlinien (z. B. entzündungshemmende Ernährung, Teilekontrolle). Erwägen Sie, mehr Vollwertkost, Obst, Gemüse, mageres Eiweiß und gesunde Fette in Ihre Mahlzeiten einzubauen.

Sport treiben: Erstellen Sie einen wöchentlichen Trainingsplan, der Herz-Kreislauf-, Kraft-, Beweglichkeits- und Gleichgewichtstraining umfasst. Passen Sie die Intensität, Dauer und Art des Trainings an Ihre aktuelle

SELBSTHILFEFÜHRER FÜR GESUNDHEIT UND FITNESS

Fitnessniveau und Ziele.

Achtsamkeit und Stressbewältigung: Integrieren Sie Achtsamkeitspraktiken wie Meditation oder achtsames Atmen in Ihren Tagesablauf. Nehmen Sie sich Zeit für Entspannung und Selbstfürsorge, um das

Stressniveau zu senken.

Bildung von Gewohnheiten: Finden Sie bestimmte Gewohnheiten, die Sie aufbauen möchten, z. B. mehr Wasser zu trinken, ausreichend zu schlafen oder Dankbarkeit zu üben. Verwenden Sie die in Kapitel 8 besprochenen Strategien, um diese Gewohnheiten zu etablieren.

Einen Zeitplan festlegen

Legen Sie einen Zeitplan für Ihre Ziele und Ihren Aktionsplan fest. Unterteilen Sie Ihre langfristigen Ziele in kleinere Etappenziele und setzen Sie für jedes einzelne einen Termin fest. Dies hilft Ihnen, auf dem richtigen Weg zu bleiben, und gibt Ihnen ein Gefühl der Errungenschaft, wenn Sie jeden Meilenstein erreichen.

Fortschritte überwachen

Bewerten Sie regelmäßig Ihre Fortschritte bei der Verwirklichung Ihrer Ziele. Vereinbaren Sie Kontrolltermine (wöchentlich oder monatlich), um zu bewerten, was funktioniert und was möglicherweise angepasst werden muss. Verwenden Sie Tagebücher, Apps oder Fitness- Tracker, um Ihre Erfolge und Herausforderungen festzuhalten.

Festlegung von Zielen und Meilensteinen

Das Festlegen von Zielen und Meilensteinen ist wichtig, um die Motivation aufrechtzuerhalten und die Verantwortlichkeit sicherzustellen. Hier erfahren Sie, wie Sie Ihre Ziele effektiv festlegen und verfolgen können:

Schreiben Sie Ihre Ziele auf

Wenn Sie Ihre Ziele schriftlich festhalten, festigen Sie Ihr Engagement. Halten Sie Ihre Ziele auf einer Visionstafel, einem Planer oder einem digitalen Dokument fest. Dies dient als Erinnerung an das, worauf Sie hinarbeiten.

Das Feiern von Meilensteinen

KAPITEL 9

Anerkennen und feiern Sie Ihre Erfolge auf dem Weg dorthin. Das Feiern von Meilensteinen fördert nicht nur die Motivation, sondern bestärkt auch positives Verhalten. Gönnen Sie sich eine Belohnung, die mit Ihren Gesundheitszielen übereinstimmt, z. B. eine neue Trainingsausrüstung, eine Massage oder einen schönen Ausflug.

Ziele nach Bedarf anpassen

Das Leben ist dynamisch, und die Umstände können sich ändern. Seien Sie offen dafür, Ihre Ziele neu zu bewerten und gegebenenfalls anzupassen. Wenn Sie auf Rückschläge stoßen oder ein irrelevantes Ziel entdecken, ändern Sie es, damit es besser zu Ihrer aktuellen Situation passt.

Die Bedeutung von Gemeinschaft und Unterstützung

Um Ihre gesundheitlichen Ziele zu erreichen, ist ein Unterstützungssystem unerlässlich. Wenn Sie sich mit Gleichgesinnten zusammentun, können Sie sich motivieren, ermutigen und Verantwortung übernehmen. Hier sind einige Möglichkeiten, eine unterstützende Gemeinschaft aufzubauen:

An einem Fitnesskurs oder einer Gruppe teilnehmen

Die Teilnahme an Gruppenfitnesskursen, Lauftreffs oder Sportteams kann ein Gefühl der Kameradschaft und Motivation fördern. Gemeinsam mit anderen zu trainieren, schafft Verantwortung und macht mehr Spaß.

Unterstützung durch Freunde und Familie suchen

Teilen Sie Ihre Ziele mit Freunden und Familienmitgliedern, die Sie ermutigen und unterstützen können. Jemanden zu haben, der Sie auf Ihrem Gesundheitsweg begleitet, kann einen großen Unterschied machen.

Online-Gemeinschaften nutzen

Treten Sie Online-Foren, Social-Media-Gruppen oder Gesundheits- und Wellness-Apps bei, die auf Ihre Interessen ausgerichtet sind. Diese Plattformen können Ressourcen, Tipps und ein Gefühl der Gemeinschaft bieten.

SELBSTHILFEFÜHRER FÜR GESUNDHEIT UND FITNESS

Arbeit mit Fachleuten

Wenn Sie zusätzliche Hilfe benötigen, sollten Sie die Zusammenarbeit mit Gesundheitsexperten wie Ernährungsberatern, Personal Trainern oder Gesundheitsberatern in Betracht ziehen. Sie können Ihnen persönliche Ratschläge und Unterstützung geben, die auf Ihre Bedürfnisse zugeschnitten sind.

Kontinuierliches Lernen und Anpassung

Gesundheit und Wohlbefinden sind ein lebenslanger Prozess, der kontinuierliches Lernen und Anpassung erfordert. Bleiben Sie neugierig und aufgeschlossen, wenn Sie neue Informationen und Strategien erkunden:

Informiert bleiben

Halten Sie sich auf dem Laufenden über die neuesten Forschungen, Trends und besten Praktiken im Bereich Gesundheit und Wellness. Lesen Sie Bücher, besuchen Sie Workshops und verfolgen Sie seriöse Blogs oder Podcasts.

Experimentieren und anpassen

Seien Sie bereit, innovative Ansätze auszuprobieren und mit verschiedenen Ernährungspraktiken, Workout-Routinen und Achtsamkeitstechniken zu experimentieren. Was für den einen funktioniert, muss nicht unbedingt für den anderen gelten, also finden Sie heraus, was für Sie stimmig ist.

Reflektieren Sie über Ihre Reise

Reflektieren Sie regelmäßig über Ihren Gesundheitsweg und bewerten Sie Ihre Erfolge und Herausforderungen. Ziehen Sie Journalismus oder Meditation in Betracht, um Ihre Gedanken und Gefühle über Ihre Fortschritte zu verarbeiten.

Schlussfolgerung

Die Erstellung eines persönlichen Gesundheitsplans ist ein wichtiger Schritt, um Ihre Gesundheits- und Fitnessziele zu erreichen. Sie können dauerhafte Veränderungen in Ihrem Leben herbeiführen, indem Sie Ihren aktuellen Gesundheitszustand bewerten, Ihre Ziele definieren, einen Aktionsplan entwickeln und

KAPITEL 9

die Unterstützung der Gemeinschaft zu nutzen.

Denken Sie daran, dass Gesundheit kein Ziel ist, sondern eine lebenslange Reise des Wachstums und des Lernens. Wenn Sie Ihren Plan umsetzen, bleiben Sie geduldig und freundlich zu sich selbst. Feiern Sie Ihre Fortschritte, passen Sie sich bei Bedarf an und lassen Sie sich auf den Prozess ein, die beste Version Ihrer selbst zu werden.

In diesem Buch haben wir ein umfassendes Spektrum an Themen behandelt, die Sie auf Ihrem Weg zur Gesundheit unterstützen. Behalten Sie auf Ihrem Weg die Prinzipien von Ernährung, Bewegung, Achtsamkeit und dem Aufbau von Gewohnheiten im Hinterkopf. Sie haben die Werkzeuge, die Sie brauchen, um erfolgreich zu sein. Jetzt ist es an der Zeit, zu handeln und das lebendige, gesunde Leben zu genießen, das Sie verdienen!

Viel Glück in der Zukunft, ich hoffe, Sie haben dieses Buch so sehr genossen wie ich es geschrieben habe. Wenn ja, gehen Sie bitte zu Amazon und geben Sie mir eine Bewertung. Ich danke Ihnen. Tom

Ressourcen

In diesem Abschnitt finden Sie eine ausgewählte Liste von Büchern, Websites, Podcasts und anderen Ressourcen, die Sie auf Ihrem Weg zu mehr Gesundheit und Wohlbefinden unterstützen. Diese Ressourcen decken verschiedene Themen ab, darunter Ernährung, Bewegung, Achtsamkeit und Gewohnheitsbildung.

Bücher

1. Ernährung und gesundes Essen

"Wie man nicht stirbt" von Dr. Michael Greger

Ein umfassender Leitfaden zur Vorbeugung und Umkehrung von Krankheiten durch Ernährung mit praktischen Ratschlägen und wissenschaftlich untermauerten Empfehlungen.

"Die Lösung der blauen Zonen" von Dan Buettner

Untersucht die Essgewohnheiten und den Lebensstil der Menschen, die weltweit am längsten leben, und bietet Einblicke in Ernährung und Langlebigkeit.

1. Bewegung und Fitness

RESSOURCEN

"Die neuen Regeln des Hebens" von Lou Schuler und Alwyn Cos- grove
Ein praktischer Leitfaden für das Krafttraining mit ausführlichen Trainingsplänen und Ernährungsempfehlungen.
"Yoga-Anatomie" von Leslie Kaminoff und Amy Matthews
Ein detaillierter Blick auf die Anatomie der Yogahaltungen ist für Anfänger und erfahrene Praktizierende gleichermaßen geeignet.

1. Achtsamkeit und Stressmanagement

"Das Wunder der Achtsamkeit" von Thich Nhat Hanh
Ein Leitfaden für Achtsamkeitspraktiken, der die Bedeutung der Präsenz im Alltag betont.
"Die Macht des Jetzt" von Eckhart Tolle
Eine Erkundung des Lebens im gegenwärtigen Moment und der Befreiung von der Last vergangener und zukünftiger Ängste.

1. Bildung von Gewohnheiten

"Atomare Gewohnheiten" von James Clear
Ein praktischer Leitfaden für den Aufbau guter Gewohnheiten und die Abschaffung schlechter Gewohnheiten, der die Macht der kleinen Veränderungen im Laufe der Zeit betont.
"Die Macht der Gewohnheit" von Charles Duhigg
Eine Erkundung der Wissenschaft, die hinter der Bildung von Gewohnheiten steht, und wie man dauerhafte Veränderungen in seinem Leben

erreichen kann.

Websites

1. Ernährung und Gesundheit

ChooseMyPlate.gov (https://www.choosemyplate.gov)
Eine Ressource des USDA dient als Leitfaden für die Auswahl von Nahrungsmitteln und die Planung von Mahlzeiten.
Ernährung.gov (https://www.nutrition.gov)
Eine umfassende Quelle für Informationen über Ernährung, Ernährungsrichtlinien und gesunde Ernährung.

1. Fitness und Bewegung

American Council on Exercise (ACE) (https://www.acefitness.

SELBSTHILFEFÜHRER FÜR GESUNDHEIT UND FITNESS

org)
Eine vertrauenswürdige Quelle für Fitness- und Trainingsinformatio nen, einschließlich Trainingsplänen und Zertifizierungsprogrammen.
Fitness-Mixer (https://www.fitnessblender.com)

Eine Website mit kostenlosen Trainingsvideos und Ressourcen für alle Fitnessniveaus.

1. Achtsamkeit und psychische Gesundheit Mindful.org (https:// www.mindful.org)

Eine Quelle für Artikel, Übungen und Kurse über Achtsamkeit und Meditation.

Kopfraum (https://www.headspace.com)

Eine beliebte App für geführte Meditation und Achtsamkeitspraktiken.

Podcasts

1. Ernährung und Gesundheit

"Die Model Health Show" mit Shawn Stevenson
Ein Podcast über Ernährung, Fitness und Gesundheit mit fachkundigen Gästen und praktischen Tipps.
"FoundMyFitness" mit Dr. Rhonda Patrick
Schwerpunktthemen sind Gesundheit, Ernährung und die Wissenschaft des Alterns, mit Interviews mit führenden Forschern.

1. Achtsamkeit und persönliche Entwicklung

"The Mindfulness Meditation Podcast" von The Rubin Museum Bietet geführte Meditationen und Diskussionen über Achtsamkeit
Praktiken.
"Der Tony Robbins Podcast"
Behandelt eine breite Palette von Themen, darunter persönliche Entwicklung, Gesundheit und Wellness, mit Experteninterviews und umsetzbaren Ratschlägen.
Online-Kurse und Apps

1. Online-Kurse

RESSOURCEN

Coursera (https://www.coursera.org)

Bietet verschiedene Kurse in den Bereichen Ernährung, Bewegungswiss enschaft, Achtsamkeit und Wellness von führenden Universitäten und Institutionen an.
  Udemy (https://www.udemy.com)

Mit Kursen zu Fitness, Ernährung und Achtsamkeitspraktiken können Sie in Ihrem eigenen Tempo lernen.

  1. Gesundheits- und Fitness- Apps MyFitnessPal

Eine Ernährungstagebuch-App, die Ihnen hilft, Ihre Ernährung und Bewegung zu verfolgen und so Ihre Gesundheitsziele leichter zu erreichen.
  Beruhigen Sie
  Eine App, die sich auf Achtsamkeit und Meditation konzentriert und geführte Sitzungen und Schlafgeschichten zur Entspannung anbietet.

Schlussfolgerung

Diese Ressourcen dienen als wertvolle Hilfsmittel auf Ihrem Weg zur Gesundheit. Durch die Lektüre von Literatur, die Beschäftigung mit Online- Inhalten und den Kontakt zu Gemeinschaften können Sie Ihr Verständnis von Gesundheit und Wohlbefinden vertiefen und gleichzeitig Inspiration und Motivation für weitere positive Veränderungen in Ihrem Leben finden. Denken Sie daran, dass die Reise zu einer besseren Gesundheit weitergeht; es gibt immer mehr zu lernen und zu entdecken!

www.ingramcontent.com/pod-product-compliance
Lightning Source LLC
Chambersburg PA
CBHW081554250726
48653CB00009B/3434